'위드 코로나' 시대의
일상 회복을 위한 당신이 알아야 할

감염병에 대한 오해와 진실

수동적 방역에서 **적극적 방역**으로

우리는 마스크를 쓰기 위해
태어난 존재가 아니다!

감염병에 대한 오해와 진실
- 수동적 방역에서 적극적 방역으로 -
우리는 마스크를 쓰기 위해 태어난 존재가 아니다!

초판 1쇄 발행 2022년 3월 1일

지은이 김봉재
펴낸이 장길수
펴낸곳 지식과감성#
출판등록 제2012-000081호

교정 오현석
디자인 정윤솔
편집 정윤솔
검수 정은지, 이현
마케팅 고은빛, 정연우

주소 서울시 금천구 벚꽃로298 대륭포스트타워6차 1212호
전화 070-4651-3730~4
팩스 070-4325-7006
이메일 ksbookup@naver.com
홈페이지 www.knsbookup.com

ISBN 979-11-392-0368-4(03330)
값 15,000원

• 이 책의 판권은 지은이에게 있습니다.
• 이 책 내용의 전부 또는 일부를 재사용하려면 반드시 지은이의 서면 동의를 받아야 합니다.
• 잘못된 책은 구입하신 곳에서 바꾸어 드립니다.

지식과감성#
홈페이지 바로가기

'위드 코로나' 시대의
일상 회복을 위한 당신이 알아야 할

감염병에 대한 오해와 진실

김봉재 지음

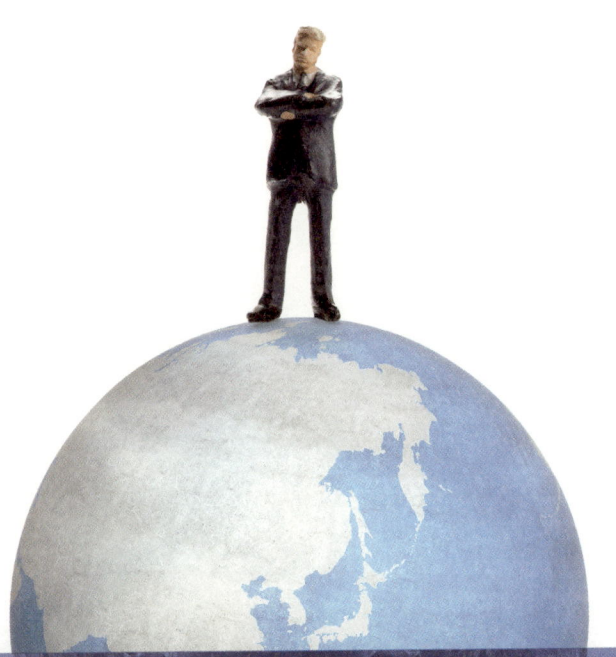

수동적 방역에서 **적극적 방역**으로
우리는 마스크를 쓰기 위해
태어난 존재가 아니다!

■
프롤로그

 21세기를 살아가는 현대인에게 가장 큰 화두이자 매일 듣는 단어가 감염병이다. 연일 뉴스 속보로 내보내고, 정부 발표를 생중계로 방송하고 있다. 아침부터 저녁까지 듣는 수십 번의 확진자 수와 사망자 수는 사람들을 긴장과 공포에 몰아넣기 충분하다.

 한일월드컵이 한창이던 2002년 국립경찰병원에 공채로 시작해 보건직, 의료기술직 임상병리사로 혈액 검사와 미생물 검사를 하며 재난과 감염병 분야에 근무한 지 20년이 되었다. 크고 작은 일이 있었지만, 그중 가장 큰 비중을 차지한 업무 분야는 단연 감염병이었다. 2003년 사스, 2009년 신종플루, 2015년 메르스를 거쳐 2020년 코로나19까지 크게 대유행은 4번이었지만, 해마다 집단 식중독 발생과 구제역, AI 조류인플루엔자까지 대부분 감염병과 함께하며 지낸 듯하다.

 보건소에서 재난대비 업무와 전쟁대비 업무를 겸해서 재난 분야에도 많은 경험을 하게 되었다. 우리나라에서 일어났던 삼풍백화점 붕괴, 성수대교 붕괴, 대구 지하철 참사, 세월호 참사…… 모두가 막을 수 있는 사고인데 일어난 '인재'이다. 전쟁과 재난대비 업무를 하면서 감염병과 재난, 전쟁이 모두 하나의 사례처럼 보인다. 감염병 대유행이 국가적 재난이고, 이미 전쟁 상황이 된 시대에 우리는 살고 있다.

감염병은 우리 사회에 많은 영향을 끼친다. 가까이에는 병원균에 감염되어 중증을 일으키거나 사망에 이르기도 한다. 미시적으로 보면 개인의 자유를 억압받고 모임의 자유를 잃기도 하고, 사회 경제가 돌아가지 않아 실생활이 어려워진다. 거시적으로 본다면 주식과 기업에 영향을 주어 문을 닫을 수도 있고, 외국에 왕래하기가 힘들어지기도 한다.

"우리는 마스크를 쓰기 위해 태어난 존재가 아니다."

이제 감염병에 대한 새로운 패러다임 전환이 필요하다. 마스크를 벗고 백신은 꼭 필요한 사람이 맞게 하자. '감염병 관리법'에 나와 있는 병원균의 예방접종 종류만 해도 수십 가지다. 모든 예방접종 주사를 맞기는 어렵다. 올바른 정보를 접한다면 몸에 이로운 것만 취할 수 있고, 그래야 우리 몸에도 무리가 가지 않는다.

대부분 약은 부작용이 있다. 어느 부분에는 효과가 있지만, 몸의 어느 부분에 무리를 주거나 좋지 않은 영향을 주기도 한다. 백신이나 치료제 역시 도움이 되기도 하지만, 부작용으로 맞지 않은 것만 못 할 수도 있다. 그 효과가 도움이 될 때 유용한 것이다.

감염병에는 적절한 대응이 중요하다. 아무 생각 없이 대처하다가는 모종삽으로 막을 수 있는 것을 포클레인으로 막아야 하거나, 모기를 잡으려 에프킬라를 뿌리다가 불이 붙어 큰불이 날 수도 있다. 빈대 잡으려다가 초가삼간 태우는 격이다. 어떻게 대처하느냐의 문제이다.

감염병 관리는 단순히 마스크를 잘 쓰고 거리두기를 하고 예방접종을 하는 것으로 끝나지 않는다. 경제적 피해를 보기도 하고, 대규모 예산에 나라가 휘청이기도 한다. 확진자라는 낙인 효과에 대인기피가 생기기도 하고, 사람 간의 불신감이 높아지는 사회가 될 수도 있다.

뉴스나 SNS에 올라오는 수많은 소식을 접한다. 바른 정보도 있고 잘못된 정보도 있다. 우리는 이 중에 바른 정보를 골라 들어야 한다. 정보의 홍수 시대에 옳고 그름을 판단하는 것은 오직 우리, 나 자신이다. 남이 간다고 모두 옳은 것은 아니다. 세월호에서 탈출할 시간이 충분히 있었음에도 나오지 못했던 것처럼…….

우리가 지금까지 진행해 온 감염병 대응에도 '오답 노트'가 필요하다. 학교 다닐 때 시험 문제에 틀린 문제는 확인하지 않으면 다음번 비슷한 문제에 다시 틀리기 쉽다. 강점을 살리고 보완하면 다음 시험에 더 좋은 점수를 받을 수 있다. 지금까지 있었던 일들을 살펴보면 앞으로 일어날 일에 대해 대비하기 수월하다. 우리가 무엇을 잘하고 있는지, 어떤 점을 보완해야 하는지 살펴보자.

이 책은 실제 감염병 현장에서 오랜 세월 경험한 내용을 바탕으로 느꼈던 사례들을 바탕으로 만들었다. 세균과 바이러스는 우리 인간을 해치기 위해 온 것이 아니다. 인간이 생기기 전부터 이미 살고 있었고, 우리 몸속에도 수백 수천 가지의 미생물들이 들락날락하고 터를 잡고 살고 있다.

지구를 출발하여 태양계를 벗어나던 우주 탐사선 보이저 1호는 렌즈가 손상되는 위험을 무릅쓰고 망원경을 돌려 지구를 돌아보았다. 태양계 밖으로

향하던 시선을 지구로 돌린 것이다. 이 광경을 본 천문학자 겸 과학 저술가인 칼 세이건이 책 코스모스에 표현한 '창백한 푸른 점 하나'를 보듯, 나는 미생물을 관찰하던 현미경의 시야를 돌려 세상 사람들과 사회가 돌아가는 것을 살펴보았다. 감염병이나 재난이 발생했을 때 공문으로 주고받던 상황과는 사뭇 다른 광경이었다.

바이러스가 드론을 타고 날아와 공격하는 정도는 아니다. 그런데, 말벌 떼처럼 마구 따라와 달라붙듯이 오해를 하며 긴박한 상황이 펼쳐지고 있었다. 세계대전에 나오는 돌격대처럼 사람들이 쳐놓은 방어선을 우회해 날아왔는지, '돌파 감염'이라는 용어까지 나왔다. 초정밀 검사장비로 혈액 속의 항체를 검사하고, 보건소 전자문서함으로 주고받는 공문 내용을 볼 때는 생각지 못했던 일이다.

이제는 탁상공론에서 빠져나와야 한다. 책상에 앉아서 머릿속의 지식으로만 움직일 것이 아니라, 실제 몸이 움직이고 어떻게 되어 가는지 진행 과정을 살펴봐야 일을 제대로 처리할 수 있다. 수혈할 때 혈액형만 확인하고 혈액을 주입할 것이 아니다. 수혈 전에 혈액 받을 환자의 혈액과 공여자의 수혈 혈액이 잘 맞는지 미리 크로스 매칭(Crossmatching, 수혈 전 검사) 해 보고 혈액을 주입한다. 현미경으로 이상이 없다는 것을 확인한 후 출고하고, 출고한 후에도 수혈 백의 혈액이 실제 환자 몸에 들어갈 때 환자가 쇼크나 이상 반응이 없는지 눈으로 확인해야 한다. 머릿속으로만 그리다가는, 때를 놓쳐 소중한 목숨을 잃을 수 있다.

식당이나 대중교통을 이용해 보면 어디는 사람들이 마스크 벗고 모여 있어도 코로나 양성이거나 사망자가 없고, 요양병원 같은 곳은 마스크 쓰고 외부인의 출입을 엄격히 제한해도 수십 명의 양성자와 함께 사망자가 발생하고 있다. 높은 자리에서 정책을 담당하는 분들이 일반인처럼 온종일 마스크를 써 보고, 움직일 때마다 발열 체크와 방문기록을 남기고 거리두기 하면서 피부에 와닿는 체험을 해 보면 이 사태의 심각성을 알 수 있고, 재난 상황이 일찍 끝날 수 있다는 이야기를 주변 사람들이 하기도 한다.

소극적 방역에서 벗어나 적극적 방역으로 감염병 대유행을 이겨 내자. 동화 '벌거숭이 임금님'의 보이지 않는 옷처럼 눈에 보이지 않는 바이러스를 위험하다고 하거나, '양치기 소년'의 거짓말처럼 재난이 일상이 되어 감염병에 둔감해지면 안전불감증이 생길 수 있다. 위험에 무뎌지는 것은 어쩌면 더 위험한 상황이 된다.

눈앞의 편리함과 쉬운 길만 가기보다, 길게 보고 더욱 강력한 지원군을 만들어 저항력을 키우자. 자율 주행 자동차처럼 이미 우리 몸 안에 작동하는 면역 시스템을 작동해 일상적인 생활을 하자. 이것이 '위드 코로나'이고 '건강한 삶'이다.

"재난은 준비될수록 재난이 아니다."

이제 미생물에 대해 오해했던 것을 풀어 사람들이 마스크를 벗고, 만나고 싶은 사람들을 편하게 만나 즐겁게 이야기 나누는 사람 사는 세상이 되기를 기대한다. 이번 책은 지난 저서 『나는 오늘도 보건소로 출근합니다』(슬로디미디어)에서 못다 한 이야기를 담았다. 이 책이 독자 여러분과 가족의 생명을 지키는 '지식'이 되길 간절히 바라는 마음이다.

목차

프롤로그   4

PART 01 감염병이 발생하면 생기는 일들

01 레밍이 된 사회   14
02 아는 것이 생존이다   19
03 검사를 많이 하면 양성자는 늘어난다   22
04 현대판 마녀사냥은 시작되었다 – 눈먼 자들의 감염병   28
05 건물마다 가게마다 검역소로 변신   34
06 환경 오염, 환경 보호와 코로나   38
07 엄청난 비용이 투입되는 감염병 관리   42

PART 02 감염병에 대한 오해와 진실

01 용어의 혼동이 일을 크게 만든다   50
02 진단 검사는 어떻게 할까?   54
03 가축 감염병, 모르고 대처하면 하지 않아도 될 일을 하게 된다   61
04 우리 인간도 양계장에 살고 있다면?   64
05 손 씻고 미생물 검사해도 조금은 균이 남아 있다   69
06 매년 실시하는 언노운 테스트   73
07 백신의 효과는 있는 것일까?   76
08 세상은 넓고 바이러스는 많다 – 바이러스와의 공존(위드 코로나)   82

PART 03 감염병으로부터 피해를 줄이는 지혜

01 감염병에는 초기 대응이 중요하다 … 98
02 방역 물품 관리도 전쟁대비 동원 조사처럼 … 101
03 중증도 분류, 우선순위를 생각하자 … 106
04 방역에도 '적정방역'이 필요하다 … 111
05 초정밀 검사장비를 관리하듯 혈관을 청소하자 … 116
06 감염병에 좋은 식재료는 그리 멀지 않은 곳에 있다! … 121
07 타고난 감각을 이용해 감염병을 막자! … 124
08 위드 코로나는 가능한가? … 127

PART 04 감염병 대유행을 지나 지속가능한 건강 국가로

01 '진짜 전문가'가 부족한 보건소, 최강의 정규군이 필요하다 … 136
02 다른 분야의 지식과 경험은 필수 … 141
03 K-방역이라고 자화자찬할 때가 아니다 … 145
04 IMF 외환위기, 세월호 침몰, 코로나19 대유행의 공통점 … 148
05 상황은 누가 어떻게 운영하는가에 따라 달라진다 … 155
06 감염병에서 가장 중요한 것은…… 민주주의의 꽃, 선거(Ⅰ) … 160
07 감염병에서 가장 중요한 것은…… 민주주의의 꽃, 선거(Ⅱ) … 166

에필로그 … 171

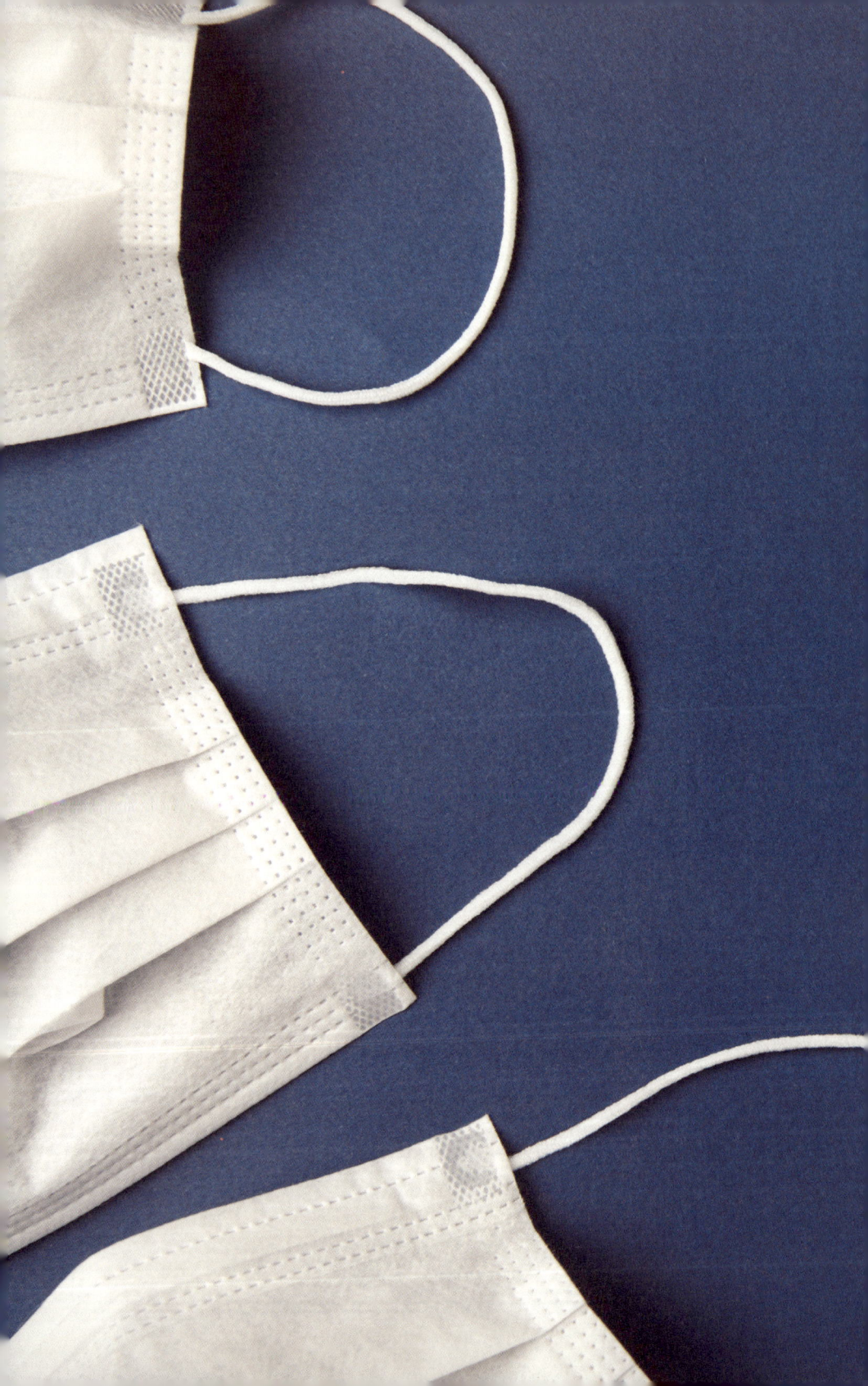

PART 01

감염병이
발생하면
생기는 일들

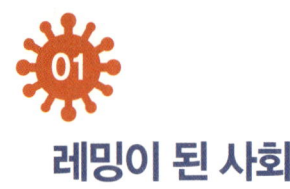

레밍이 된 사회

　북유럽의 스칸디나비아반도에는 '레밍(lemming)'이라는 이름을 가진 들쥐들이 산다. 우리에게 낯선 이 '레밍'은 설치류의 일종이다. '나그네쥐'라고도 불리는 이 동물은 개체 수가 늘어나면 집단으로 이동하는 습성이 있다.
　이들의 가장 이상한 특징은 집단으로 이동하는 중에 맹목적으로 우두머리만 보고 따라간다는 점이다. 그러다가 줄줄이 낭떠러지 또는, 바다나 호수에 빠져 죽기도 한다. 이 때문에 뚜렷한 주관 없이 타인의 선택에 따라 맹목적으로 따라가는 집단심리를 '레밍 신드롬'이라고 부른다.

　"나를 따르라."
　"그래그래, 나는 무조건 네 뒤만 따라갈게!"

　동전의 양면이 있는 좋은 리더십과 팔로십이 어우러지면 위기를 극복할 수 있지만 반대로 무능력한 리더십과 팔로십이 조합되면 재앙을 몰고 오기도 한다. 새로운 질병이나 감염병이 나타났을 때 "누가 그랬다"더라는 '카더라' 통신이나 가짜 정보가 퍼져 대중이 무비판적으로 따라가는 사례가 그런 경우다. 특히, 정부의 발표와 언론을 통한 자료는 사람들이 믿을 만한 정보라 생각하고 그대로 받아들이기 쉽다. 남이 그렇게 하니까 무작정 따라 하게 되는 것이다.

 방송에서 또는 누군가로부터 "몸에 좋다"는 이야기를 들으면 검증 없이 건강보조식품이나 영양제를 먹게 된다. 방송에 어떤 식품이 좋다는 내용이 나오면 순식간에 품절해 구하기 어려워진다. 평상시 생각지 못했던 꽁치가 몸에 좋다는 건강 프로 내용이 나오면 너나 나나 꽁치를 일단 주문하고 보니 품귀 현상이 일어나는 식이다.

 우리에게는 아픈 기억이 있다. 국민이 모두 생중계를 시청하는 가운데 대형 여객선이 침몰하는 참사가 일어났다. 실시간 방송으로 기울어진 배를 보면서 몇 시간 동안 구조되었다는 내용만 반복되었다. 다시 보기를 하면 당시 영상을 다시 볼 수 있다. 전기와 텔레비전이 없던 조선 시대 이야기가 아니다. 전화가 없던 옛날이야기가 아니다. 불과 몇 년 전 이야기이다.

 이 참사가 일어난 지 몇 해가 되지 않아 비슷한 일이 일어나고 있다. 지난 2년의 세월을 돌아보자. 감염병 차단을 이유로 온 국민이 마스크를 쓰고, 외출을 마음대로 하지 못했다. 식당이나 사업을 하는 사장들은 애가 탄다. 5인 이상 집합 금지로 손님이 뚝 끊기고, 심할 때는 3인 이상 집합 금지 명령이 내려왔다.

 "승객 여러분은 안전한 객실 내에서 기다리세요."

 가라앉는 배에 탄 승객들이 구조될 수 있는 시간이 충분히 있었음에도 대다수 학생과 탑승객을 안타깝게 다시 볼 수 없게 되었다. 이 여객선 침몰 사고의 엄청난 희생은 단순히 배가 순식간에 침몰해서가 아니다. 배를 운영하는 선장과 승무원들의 잘못된 대처가 문제였다. 선장과 승무원들은 승객들을 배 안에 두고 그들만 탈출하는 상황이 화면을 통해 그대로 전달되었다. 물론, 이후에 그에 따른 처벌이 있었지만, 이미 사라진 사람들의 목숨은 되돌릴 수가 없다.

지난 코로나 팬데믹 상황도 마찬가지이다. 감염병 그 자체 때문에 이렇게 힘든 게 아니다. 무엇이 진짜이고 어느 길로 어떻게 나아가야 하는지 살펴야 한다. 그럼에도, 사람들을 모이지 못하게 하고, 답답하게 마스크를 쓰고 다니게 하면서 책임을 개인에게 돌리는 생각지 못한 일들이 일어나고 있다.

개인의 인권은 사라지고, 언제 어디에서 누구를 만났는지 추적당하며 양성이 나오면 주변 사람들의 눈총에 죄인이 되어 버린다. 진짜 피해를 주는 병원균을 가졌는지 아닌지도 모른 채 낙인이 찍혀 생활에 어려움을 준다.

몰라서 생기는 오해이다. 그러나, 그 피해는 생각보다 크다. 가게는 문을 닫고, 매출이 줄어 폐업하게 된다. 월세 임대료도 내기 어려워 대출을 받고, 인건비를 채우기 어려워 적자에 허덕인다. 이에 사람들의 일자리는 연이어 줄어든다.

그런데도 경제가 살아나고 있다는 보도가 나오고, 어려운 상황에서도 일자리가 늘어나고 있다는 희망찬 기사가 나온다. 이는 배가 가라앉고 있는데, 안전하다고 안내 방송을 하는 것과 같다.

감염병 대유행에도 누가 그렇다더라 하는 이야기만 난무하고 있다. 뉴스에 나오는 보도만 보고 공포심을 느끼고, 남이 하니까 그냥 따라서 마스크를 쓰고 다니고 있다. 정보의 홍수 시대에 진짜와 가짜를 분별하려는 노력과 자세가 먼저다.

남이 하니까 나도 무작정 따라 하거나 거짓 정보인지 모르고 앞만 보고 달리는 레밍처럼 절벽에서 떨어질 수 있다. 앞으로의 시대는 레밍처럼 같은 곳을 향해 모두가 한 줄로 달려서 성공할 수 있는 시대가 아니다. 각자의 길로 자신만의 방향을 정해서 '온리 원(only one)'이라는 자신만의 길을 가야 한다. 남이 성공했다고 해서 같은 방법이 나와 내 아이에게도 적용되는 것은 아니다. 온 우주를 가지고 태어난 존재가 어찌 같을 수 있겠는가?

"주관을 가지고 정보를 객관적으로 분석하고 올바른 판단력과 실행력을 가져라!"

자녀들은 자신만의 길을 잘 선택하여 자신의 삶을 살아야 한다. 그 길잡이가 부모다. 그렇기에 부모 역할이 중요하다. 성찰이 필요하다. 좋은 학원을 선택하는 것보다 자녀에 대한 탐색이 더 중요하다. 내 아이를 제대로 알려고 노력하는 것이 우리 시대 가장 중요한 자녀 교육인 셈이다. 감염병 분야에는 더더욱 현명하고 신중한 판단력이 중요하다.

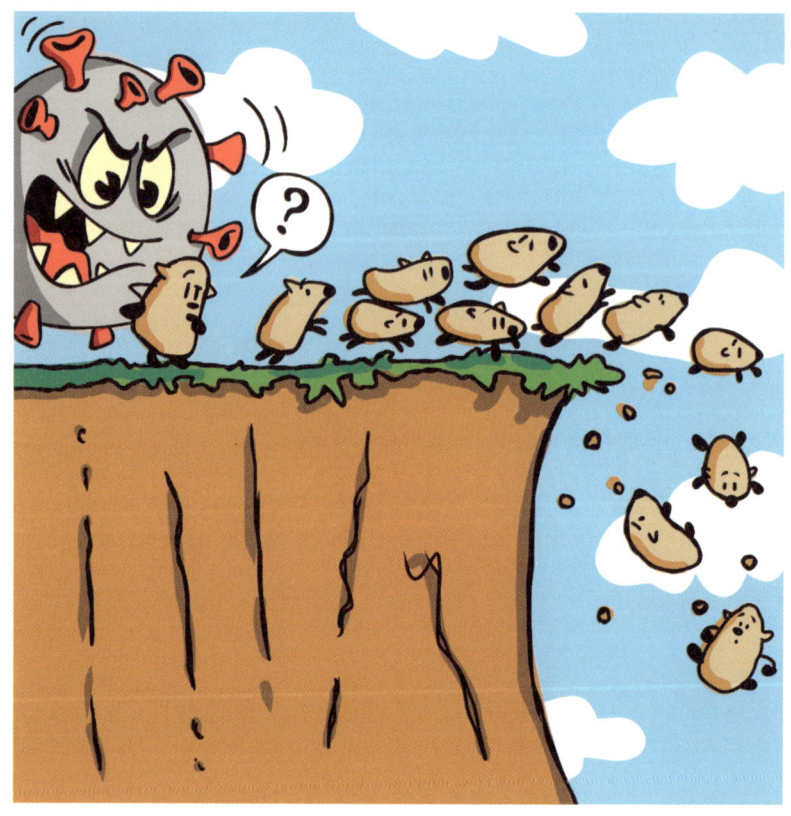

출처: pixabay

20년 동안 실제로 국립병원과 보건소에서 감염병, 재난대비 응급의료, 전쟁대비 업무를 해 본 경험으로 보았을 때, 지금 상황은 언론이나 집단의 특성을 믿고 따라가는 것과 비슷한 상황이다. 듣고 보는 것에 따라 주변에서 하니까 나도 따라 하고, 판단력과 개인의 의지는 점점 더 약해지는 듯하다.

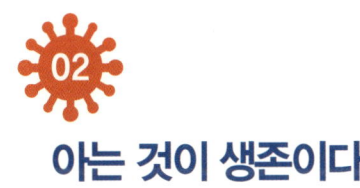

아는 것이 생존이다

감염병 예방은 운명이나 생사도 바꾼다. 보건소에서는 보건증과 건강진단서를 발급한다. 보건증은 요식업 종사자를 대상으로 결핵이나 장티푸스와 같은 감염병을 검사해서 발급하고, 간단한 건강진단서는 주로 B형 간염과 당뇨, 요단백, 매독, 결핵 등의 감염병을 검사해 발급한다.

검사하다 보면 B형 간염 항원 양성이 나올 때가 있다. 전화로 이야기해 주면 놀라거나, 이미 병원에서 관리받는 사람도 있다. 사실 결과만 발송하면 되는데, 유선으로 연락하는 이유는 검사 결과의 교차 검증과 감염의 위험성을 인지시키기 위해서이다. 이때 양성인 걸 알고 치료를 받거나 추적 관찰을 받는 사람은 다행이다. 그러나 양성 결과를 처음 들었다는 사람도 있는데, 이런 사람은 보통 감염이 되었는데 모르고 있었거나, 최근에 감염된 경우이다. 이럴 때는 병원 진료를 한 번 더 권한다. 그리고 건강진단서를 보고 양성을 확인하면 놀라기 때문에, 배려 차원에서 미리 알려 주는 것도 있다. 치료 방법이나 관리 방법을 꼼꼼히 일러 주는 편이다.

이렇게 신경 쓰는 이유는 치료도 중요하지만, 수직 감염을 막기 위해서이다. 특히, 여성의 경우 감염된 채로 임신하면 아이에게 수직 감염될 수 있다. 말 그대로 태반을 통한 감염이다. 그러나 B형 간염 보균자임을 알고 치료 방법을 사용하면 감염을 막을 수 있다.

간혹, 자신이 B형 간염 보균자인 걸 모르고 있다가, 취업 자리를 놓치는 사람도 있다. 회사마다 규정은 다르지만, 취업을 제한하는 경우가 있다.

대표적인 수직 감염으로는, B형 간염, 풍진, 매독, 에이즈 등이 있다. 그래서 산전 검사에는 이 항목이 포함되어 있다. 양성이면 치료를 받거나 항바이러스제로 억제해서 감염률을 낮춰야 하며, 항체가 없다면 주사 등으로 항체를 만들어야 한다.

태아는 엄마의 배 속에서 자라지만 아빠의 영향도 크다. 아빠가 결핵이나 풍진을 앓고 있다면 모체에도 영향을 준다. 그리고 이는 태아에게도 영향이 갈 수 있다. 특히, 수혈이나 성 접촉으로 인해 감염되는 매독은 아이를 사산하게도 하니 조심해야 한다. 태어나더라도 결막염이나 선천성 매독으로 고생하게 된다. 그래서 보건소에서 신혼부부 검사를 하는 것이다. 예비 부모가 건강해야 아이도 건강하다. 생명의 잉태에는 책임이 따른다. 태어날 아이를 위해 부모가 노력해야 한다.

일부 바이러스 전파는 대중 전파로 확산세가 크다. 더구나 노인이나 기저 질환자에게는 사망으로 직결된다. 건강한 사람도 순식간에 중증으로 넘어가는 상황도 배제할 수 없다. 우리는 일상에서 '감염병'과 마주한다. 아니, 함께 공존하고 있다는 표현이 정확하다. 감염병은 우리의 빈틈을 노리고 그 빈틈으로 들어오는 순간, 나뿐만 아니라, 가족, 이웃에 내가 알지 못하는 전 세계 사람들에게 이어져 생명을 앗아 갈 수도 있다.

보건소 검사실에 근무하면서 암을 이겨 낸 분들의 이야기를 직접 듣기도 한다. 그분들을 보면 죽음의 벼랑 끝에서 살아난 듯하다. 종양을 구분하는 데에는 정도에 따라 두 가지가 있다. 양성 종양(Benign tumor)과 악성 종양(Malignant tumor)이다. 양성 종양은 지방종(lipoma), 평활근종(leiomyoma)처럼 혹 같은 것이다. 떼어 낼 때도 있고 지켜보는 때도 있다. 악성 종양은 조직을 침범 파괴하는 암세포가 빠르게 자라는 것이라 처치가 필요하다.

종양이 있다고 모두 암 환자는 아니다. 많은 일반인이 몸 안에 암세포를 가지고 있다. 그렇다고 암 환자라 부르지 않고, 힘겨운 항암 치료를 하지도 않는다.

감염병에도 치사율이 높거나 중증에 빠질 수 있는 위험한 병원균일 때 거기에 맞는 방법을 택한다. 병원균이 어떤 것인지도 모르고 소독약만 뿌리면 되는 것이 아니다. 소독만 한다면 항생제만 먹이는 것과 비슷한 상황이 된다. 항생제를 먹으면 유해균도 죽지만, 우리 몸을 지켜주고 면역력을 높여주는 유익균까지 죽게 된다.

감염병을 모두 종식하기란 불가능하다. 인간과 감염병은 함께 살아가야 한다면 방법은 오직 단 한 가지뿐. 그것은 '감염병에 대해 제대로 정확하게 아는 것'이다. 정확한 지식으로 무장하고 생활 속에 대비할 때 우리는 '생명'을 지킬 수 있다.

검사를 많이 하면 양성자는 늘어난다

　코로나19 통계를 보자. 질병관리청 통계 2021년 7월 20일 기준, 누적된 1,100만 명 검사 중에 양성자는 18만 명이다. 누적 확진율은 1.6%. 진단 검사에서 감염되지 않은 사람이 양성 판정을 받은 이른바 '위양성'의 오류를 고려해서 100명 검사하면 1명이 양성이라는 의미다. 여기에 20대의 사망률이 0.01%다.

　1,000,000명을 검사했을 때 10,000명이 확진자이고, 이 10,000명 중 한 명이 사망할 정도이다. 이 사망자 한 명도 코로나 때문인지 면역력이 약할 정도의 몸 상태이거나 다른 기저 질환이 있는 경우 때문인지 명확하게 규정하기 힘들다. '단순 통계 수치'로만 보면 감염병이라 하기에는 걱정이 너무 앞선 듯하다.

　초반 선별진료소가 작고 검사 인원이 적을 때의 인원과 나중에 선별진료소가 많을 때의 양성자는 다르다. 하루 1,000명을 검사했을 때 양성 10명 나온 것과 1만 명을 검사해서 100명의 양성이 나온 것은 차이가 커 보인다. 선별진료소를 늘리고 검사 채취 인원과 검사받는 사람들의 인원을 늘리면 양성자는 그만큼 많아진다.

상황 보고에는 대부분 양성자 몇 명인지만 표시돼 나온다. 몇 명 검사 인원 중에 양성자 몇 명인지는 잘 나오지 않는다. 검사 인원과 검사 몇 건인가에 따라 양성자는 달라진다. 코로나19의 사례에서 양성자는 1%대이다. '위양성'을 빼면 1% 미만이다. 여기에 평일 검사 건수와 주말 검사 건수가 두 배가량 차이 난다.

신속 검사 키트를 사용했을 때, 검사 결과는 오류가 많다. 잘못된 결괏값을 표시하는 위양성 위음성이 나올 확률이 높다. 모든 검사에는 조금씩 오차가 발생한다. 보건소 검사실에서는 1년에 2번 에이즈 원인 바이러스인 HIV바이러스 검사의 정도 관리(QC, Quality Control)를 한다. 양성이나 음성을 알려 주지 않고 정도 관리 검사를 시행하는데, 확실히 양성이거나 음성이라면 결과가 맞지만, 바이러스가 약하게 있는 경우에는 양성의 수치인데도 양성으로 나타나지 않거나 음성인데 약한 양성처럼 보이기도 한다.

일반인이 약국에서 간이 임신 검사 키트를 사용하여 임신 검사를 해 볼 때도 마찬가지다. 임신하면 'hCG(Human Chorionic Gonadotropin)'라는 물질이 나온다. 임신 초기에는 약하게 나오기 때문에 알기 어렵다. 혈액으로는 β-hCG라는 검사로 더 정확하게 알 수 있지만, 간이 키트 검사로는 판별하기 어렵다. 이때 임신이 아닌 줄 알고 독한 약을 먹거나 엑스레이 방사선 검사를 하면 배 속의 아이가 위험해질 수 있다.

이런 차이는 정성 검사와 정량 검사의 방식에 따라 얼마든지 나타날 수 있다. 대략 양성과 음성만 보는지, 정밀 장비로 검사 수치를 보면서 확인하는 것은 차이가 크다. 정성 검사는 스크리닝 검사이다.

이 때문에 HIV 양성이 나와도 바로 양성이 아니라 다시 확인 검사를 한다. '웨스턴 블롯(Western Blot)'이라는 검사 방법으로 시행한 후에 양성이 나와야만 '양성'으로 확정으로 판정한다. 그전에는 검사자에게 양성이라고 전하지 않는다.

보건소 검사실에서 하는 검사 중에 '암 표지자(Tumor Marker)' 검사가 있다. 암세포가 있는지 검사하려면 큰 비용과 시간이 들지만, 간단하게 혈액을 채취해서 시행하는 검사이다. 암세포가 있으면 거기에 반응하는 우리 몸에 물질이 생긴다. 이 물질을 검사해서 암세포가 있는지 알아보는 것이다.

쉽게 검사할 수 있는 대신 정확도에는 차이가 있다. 여기에서 수치가 나와 양성이라 해도 암 환자라고 확정하지 않는다. 혈액 검사에서 양성이 나오면 큰 병원에 가서 조직 검사를 한다. 조직 일부를 직접 채취해서 세포 병리학적인 검사를 하는 것이다. 얇게 떼어낸 조직을 슬라이드에 올려놓고 염색을 해서 암세포가 있는지 직접 확인한다. 여기에서 양성이 나와야 진짜 암으로 판정한다.

마스크 쓰고 거동이 수상한 사람이라고 무조건 도둑이라고 단정할 수 없듯이, 일단 스크리닝 검사를 하고 수치에 이상이 보이면 정밀 검사를 하는 것이다. 처음부터 몸속의 조직을 떼어서 하기에는 위험 부담도 있기 때문이다.

'감염병 의사 환자'라는 말이 있다. 사전적 의미로 보면, 감염병의 예방 및 관리에 관한 법률에 따라, 감염병 병원체가 인체에 침입한 것으로 의심되나 감염병 환자로 확인되기 전 단계에 있는 사람을 말한다. 이들은 모두가 질환이 있는 환자가 아니다. 최종 결과에 따라 환자일 수도 있고, 아닐 수도 있다. 그러나 단어에 '환자'라는 글자가 들어 있어서인지, 환자라는 인식이

강하다. 검사 결과에서 음성이면 환자가 아닐 수 있는데, 일단 환자로 본 것이다.

'확진자'라는 단어에서 가장 혼동하기 쉽다. 이 용어는 '질환의 종류나 상태를 확실하게 진단받은 사람'을 뜻하는데, 양성이라고 모두 위험한 것은 아니다. 어떤 치사율을 가지고, 얼마나 병원성이 어느 정도 있는가가 중요하다. 치사율이 높다면 분명 조심해야 한다. 거기에 전파력까지 높다면 더더욱 위험하다. 그러나 치사율이 낮다면 조마조마하면서까지 겁낼 정도는 아니다. 우리 몸이 충분히 방어할 수 있고, 있으나 마나 하는 정도이기 때문이다.

우리 몸에는 수천 가지가 넘는 많은 종류의 미생물들이 존재하며 인간과 함께 살아가고 있다. 사람의 몸은 이런 미생물을 어느 정도 방어를 할 수 있는 시스템이 갖추고 있다. 세균이나 바이러스가 와도 두꺼운 피부가 막고 있고, 콧물이 나와 씻어 내고, 코털이 걸러 주고, 들어와도 내장에서 물이 나와 씻어내고 배출한다.

코로나19 치사율은 질병관리청의 코로나19 국내 발생 현황 페이지를 보면 한눈에 알 수 있다. 몇 명 검사하고, 그중에 몇 명의 확진자가 발생하고, 사망자 통계까지 매일 집계하여 올라와 있다. 연령대별 치명률을 보면 0~10대까지는 0%, 20대 0.01%, 30대 0.03%다. 20대로 보면 확진자 10,000명에서 1명 사망이다. 30대에서 보면 10,000명에서 3명이 사망했다. 그중에도 온전히 코로나바이러스가 원인이 아니라 다른 기저 질환이 있어서 사망한 환자를 빼면 20대와 비슷하다. (2021년 7월 기준)

연령대가 높아지면 치사율도 높아진다. 60대에서는 1%다. 다른 기저 질환에 의한 원인과 크게 다르지 않다. 나이대와 상관없이 감염력이 큰 원인체에 의해 질병이나 사망에 이르기까지 해야 위험한 감염병으로 관리한다. 자주 쉽게 접하는 일상적인 감염원으로는 감염병이라 하기 어렵다. 식중독에 걸릴까 봐 두려워서 식당에 식사하러 가기 어려운 것과 비슷하다. 진드기에 물릴까 봐 산에 못 가고, 야외에 나가지 않는 것과 마찬가지이다. 교통사고가 날까 봐 자동차를 못 타는 것과 비슷하다.

코로나19에 대응하여 우리의 안전을 지키는 것이 중요하지만 중요한 건 위험성이 정확히 어느 정도인지, 전파력이 어느 정도인지 객관적으로 알고 판단해야 한다. 그렇지 않으면 별거 아닌 일에 민감하게 예민하게 반응할 수 있다.

그 피해는 바이러스 자체 때문이 아니라 대처 방식과 판단을 잘못한 사람에게 일어난다. 어떤 선택은 늘 다른 선택에 영향을 미친다. 한 예로 감염병 관리 수칙에 따라 카페에서 일회용 컵 사용이 늘어났다. 환경 오염으로 귀결되는 것이다.

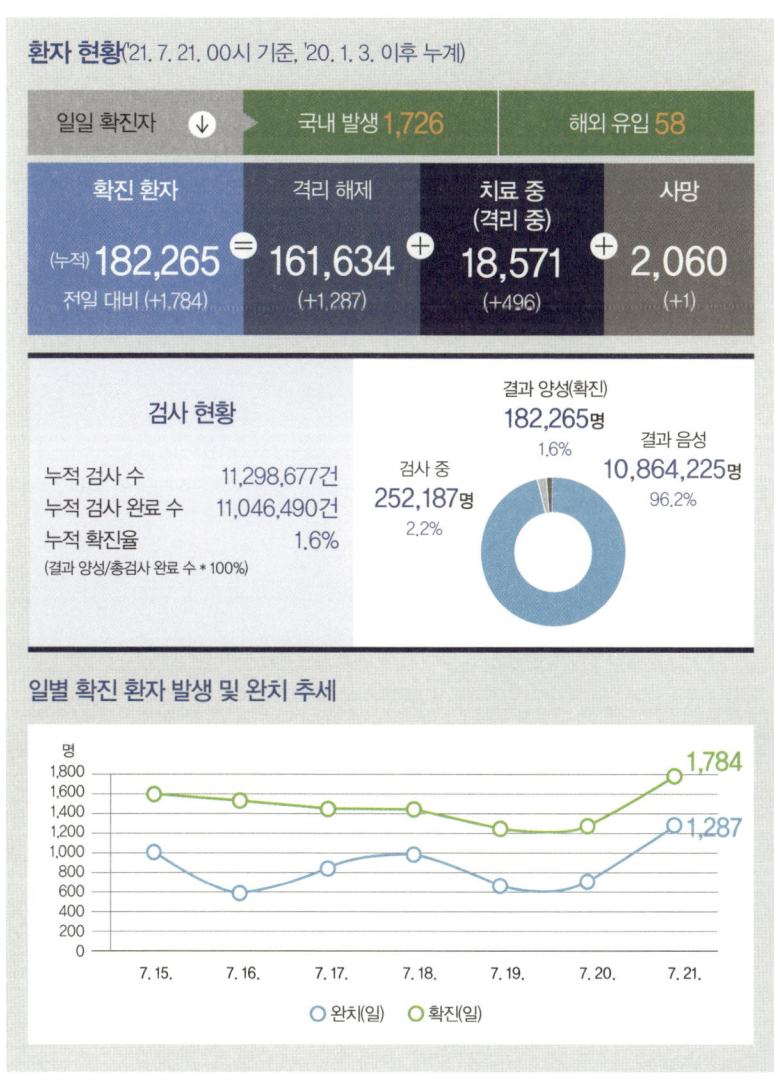

출처: 질병관리청

2021년 7월 거리두기 4단계일 때 상황(국내 코로나 발생 1년 6개월째의 상황)
질병관리청 코로나 통계를 보면 확진자와 사망자 수가 많아 보인다. 그러나, 연령별 확진자로 보면 다르다.

현대판 마녀사냥은 시작되었다
– 눈먼 자들의 감염병

현실로 다가온 조지오웰의 1984와 동물농장, 개인의 인권.
바이러스에는 보수도 진보도 없다.
언노운 블라인드 테스트해 보면 안다.

감염병이 발생했을 때 어떻게 발생하고 번져 가는지 알아볼 수 있는 책과 영화가 여러 편 있다. 영화에서는 '컨테이젼(Contagion)'이라는 작품이 실제 일어날 가능성에 대해 감염병 상황을 소재로 만든 영화이다. 어떤 매개물에 의한 바이러스 전염의 전파가 알려지게 되고, 의학 연구자들과 공중위생 부서원들은 그 질병의 정체와 구성을 알아내기 위해 노력을 하는 내용이다.

포르투갈 출신의 노벨문학상 수상자 '조제 사마라구(José de Sousa Saramago)'가 쓴 장편 소설 『눈먼 자들의 도시(원제: Ensaio sobre a Cegueira)』라는 작품이 있다. 이야기는 어느 도시의 주민 거의 모두가 설명할 수 없는 집단적 실명에 걸리게 되고, 그에 따라서 빠른 속도로 붕괴하는 사회의 모습을 묘사한다.

소설은 시력을 잃는 전염병이 창궐해 사회가 붕괴하는 과정을 세밀하게 잘 묘사한 작품이다. 원초적인 이야기로서의 '재미'와 '눈먼 자들의 도시'라는 은유를 통해 현대 사회에 대한 비판을 모두 담아내며, '대중성과 작품성을 모두 잡은' 몇 안 되는 작품이라는 평을 받고 있다.

소설이나 영화 속의 감염병 재난은 타인의 시선으로 볼 수 있지만, 현실에서 맞닥뜨린 감염병은 오로지 내 상황이 된다. 감염병에 걸리면 몸이 아프기도 하지만, 주변 눈치에 힘든 점도 있다. 낙인 효과. 개인이 뭘 잘못해서 병에 걸린 것처럼 비칠 수 있어서다. 개인위생을 챙기지 못해서 그런 경우도 있지만, 방역 수칙을 철저히 지키고 조심했어도, 운이 나쁘거나 우연히 혹은 어쩔 수 없이 감염될 수도 있다. 바이러스의 경우 눈에 보이지 않기 때문에 피할 수도 없다.

파리나 모기처럼 눈에 보이고 윙 하는 소리가 난다면 조심할 텐데, 세균이나 바이러스 등 감염원은 그런 사전 알림 정보가 없다. 기껏해야 식중독의 경우 음식물이 상해서 먹기 어려울 때 냄새가 나는 정도이다.

어느 날 선배의 전화를 받았다. 감염병 검사에 관해 궁금한 게 있어서 물어보려 한다며 이야기를 꺼냈다.

"얼마 전에 광화문을 지나갔는데, 코로나 검사를 하라고 연락이 와서…… 이거 검사해야 하는지 궁금하네."

코로나 팬데믹이 있었던 해의 8월. 광화문 집회가 있었는데, 이때 그 선배는 광화문을 지나가던 길이었다고 했다. 집회에 참여한 건 아니고, 차를 운전하고 가는데 차가 밀려 30분 정도 도로에 멈추어 있었다고 했다. 대규모 집회가 있어 혼잡해서 차가 더 밀렸을 것이다.

자동차 안에 있는 사람들의 신상을 개인정보 동의하에 담당 공무원이 일일이 조사해 간 것이 아니다. 그냥 그 근처에 머물렀다는 이유로 핸드폰 위치추적을 통해 개인정보를 수집한 것이다. 보통은 경찰이나 검찰에서 수사할 때 위치 추적을 사용하는데, 감염병을 관리하는 데에도 사용한 것은 과한 듯했다. 몇 미터에서 몇십 미터의 오차범위 탓에 그 근처에만 있어도 집회 참가자라는 오해를 받게 된 것이다.

갑작스러운 질문에 코로나 검사를 해야 할지 말아야 할지 대답하기가 쉽지 않았다. 집회하는 사람들 근처에 있는 도로를 지나간다고 병원성 바이러스에 걸리는 건 어려운 일이었다. 사람들의 무리 속에 있던 것도 아니고, 도로 위 자동차 안에서 막힌 길이 뚫리기를 기다린 게 전부였다.

종종 대규모 집회가 열리기도 하지만, 일반인들이 보기에도 감염병 확산에 대한 대처는 기준이 없어 보였다. 여당 쪽이면 괜찮고, 야당 쪽 집회면 감염병 확산의 원인이라 하며 낙인을 찍기 쉬웠다. "술집은 전파가 쉽고 식당은 괜찮을까? 9시나 10시 이후에는 바이러스가 덜하고, 밤에는 더 강해질까?" 마스크를 착용하다가도 카페나 식사를 할 때면 마스크를 벗어야 먹고 마신다. 오랜만에 만난 상대와 반가운 이야기를 나누기도 한다.

맛집 식당에는 점심이나 저녁 시간이면 수십 명이 식사한다. 마스크를 벗고 정답게 이야기 나눈다. 코로나 이전에는 줄을 서서 기다려야 했지만 줄을 덜 서서 기다리는 시간이 줄었다.

버스나 전철, 기차 등 대중교통을 이용할 때도 마찬가지이다. 한 공간에 수십 명이 같이 있다. 마스크 착용은 의무적으로 하지만, 인파 속에서 품어져 나오는 들숨 날숨은 간접적으로나마 공기 중에 많은 접촉을 하게 된다.

택시 안에도 좁은 공간에서 알 수 없는 승객과 함께하는 기사도 두렵기는 같은 심정이다. 마스크를 사용하지만, 겨울이나 여름에는 창문을 열기도 어렵다. 바로 옆자리에서 마스크를 한 채 목적지까지 가야 한다.

감염병 관리는 어느새 사람들을 통제하는 수단으로 변질하였다. 아는 사람 2인은 괜찮고, 모르는 사람이 옆 테이블에 모이면 괜찮을까? 앞뒤가 맞지 않고, 연관성도 없이 그저 사람들의 심리를 조이기 바쁘다.

마스크 착용도 혹시 모를 상황에 대비하여 조심해서 착용하는 정도여야 한다. 온종일 어디를 가든 마스크 착용을 하는 것은 숨쉬기도 어렵고 신체의 산소 공급에도 어려움이 있다. 더운 여름에는 땀에 젖고, 추운 겨울이면 습기를 머금어 더욱더 춥게 느껴진다. 안경 낀 사람들은 안경 김 서리에 시야가 자꾸 가려지기도 한다.

공원에 산책하러 나가는 데에도 마스크를 어김없이 착용하며 걷는다. 다른 사람이 볼 때 자신만 정부의 방침에 따르지 않는 것 같다고 느끼기 때문이다.

어느 시대 어느 국가라도 감염병과 마녀사냥은 연결되기 쉽다. 감염병과 개인의 사이에 현대판 마녀사냥을 경계해야 한다. 눈을 크게 뜨고 똑바로 상황을 직시해야 한다.

확진자 연령별 현황('21. 7. 20. 00시 기준)

구분	확진자(%)	사망자(%)	치명률(%)
80 이상	6,041(3.35)	1,115(54.15)	18.46
70~79	10,671(5.91)	589(28.61)	5.52
60~69	24,428(13.53)	251(12.19)	1.03
50~59	32,665(18.1)	77(3.74)	0.24
40~49	28,446(15.76)	16(0.78)	0.06
30~39	26,147(14.49)	8(0.39)	0.03
20~29	29,932(16.58)	3(0.15)	0.01
10~19	13,693(7.59)	0(0.00)	-
0~9	8,458(4.69)	0(0.00)	-

출처: 질병관리청

'위기의 상황일수록 정확한 상황 판단 필요하다.'

80대 이상의 어르신은 사망자가 많고 치명률이 높게 나온다. 대부분 연세가 있으셔서 다른 질병을 앓고 계신 경우이다.

마스크를 철저히 하고 외부 방문자도 완전히 차단하지만, 요양원과 요양병원에 계신 환자분들의 사망자가 높다. 다른 질환이 있어서 돌아가셔도 코로나 양성이면 코로나 때문에 사망으로 보고한다.

코로나 양성인 사람이 교통사고로 사망하더라도, 코로나 사망자로 집계하는 것과 같다.

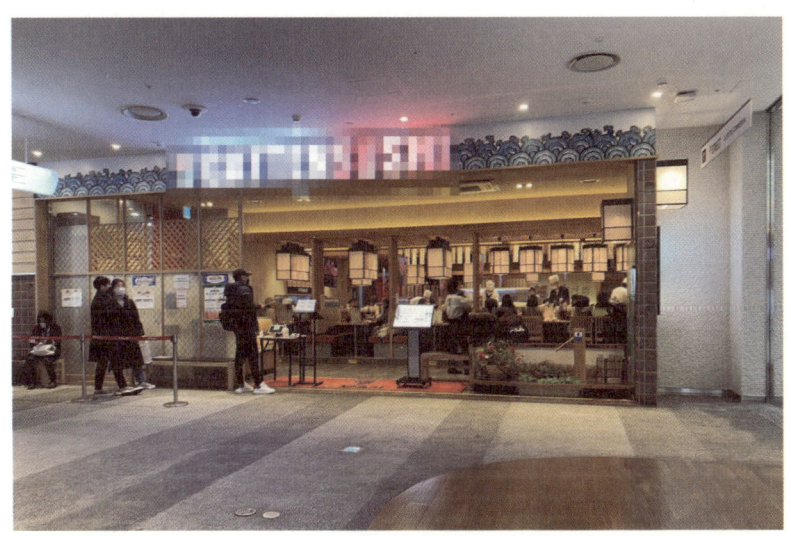

전철역 앞 먹자골목의 풍경을 보자. 식당에 사람이 꽉 차 있다. 마스크를 쓰지 않고 이야기 나누며 식사를 하지만, 그렇게 사망한 사람은 찾아보기 어렵다. 요양원의 어르신 사진과 사뭇 대조적이다.

건물마다 가게마다 검역소로 변신

인천공항 등 외국을 드나드는 공항과 인천 부산 등의 항구에 있는 검역소가 있다. 검역소는 다른 나라에서 감염병이나 병해충 등이 반입되거나 또 반출되는 것을 차단하는 기관이다.

특히 입국자에 대한 발열 감시, 건강 상태 질문서 체크 등 검역 조사 및 진단 검사 등을 통해 감염병의 국내 유입을 차단하고, 국가 간 갈등으로 인한 생물테러의 위험으로부터 안전한 사회를 만들어 나가는 데 꼭 필요하다.

그런데 요즘에는 생활 수변 어디를 가는 '검역소'를 만난다. 항상 발열 체크를 하고, 방문 기록부를 작성해야 한다. 필요에 따라서는 해야 할 일이다. 하지만, 꼭 하지 않아도 되는 상황에 방문하는 곳마다 발열 체크와 기록 작성을 하는 것은 불필요한 시간과 인력 자원을 사용하는 것이 될 수 있다.

마트에 갈 때면 앞에 직원이 나와 발열 체크하고, 방문록을 필히 작성한다. 하루에 한 번이 아니라 몇 번씩 온도계를 대고 이름과 전화번호를 적는다. 번거롭지만 혹시나 도움이 될까 싶어 한다. 코로나19 대유행이 시작한 지 2년이 지나가지만, 발열 체크와 방문록 작성을 하면서 얻은 효과가 얼마나 될까?

곳곳에 명부를 설치하고 체온을 체크하지만, 있는 것과 없는 것의 차이가 크지 않다. 거의 형식적이다. 공공기관에는 인력을 더 늘려서 그것만 전담해서 근무하기도 한다. 그 시간에 주민 민원 처리를 하나라도 더하는 것이 좋을 것이다.

형식적인 절차가 아닌 실제 방역 관리에 도움이 되는 방법을 선택하여 활용하는 것이 필요하다.

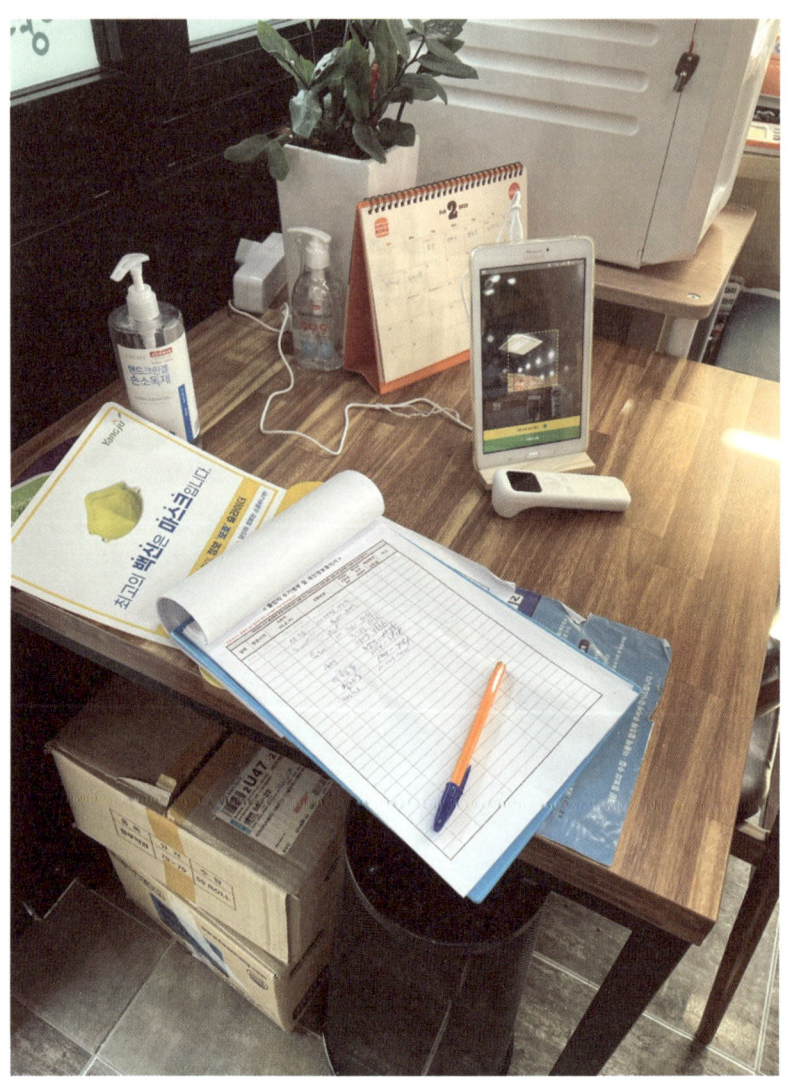

가게마다 체온계와 방명록, QR코드에 사용할 스마트폰을 배치했다. 전국적으로 보면 사용된 스마트폰과 체온 측정계가 수백만 대 이상이 된다.

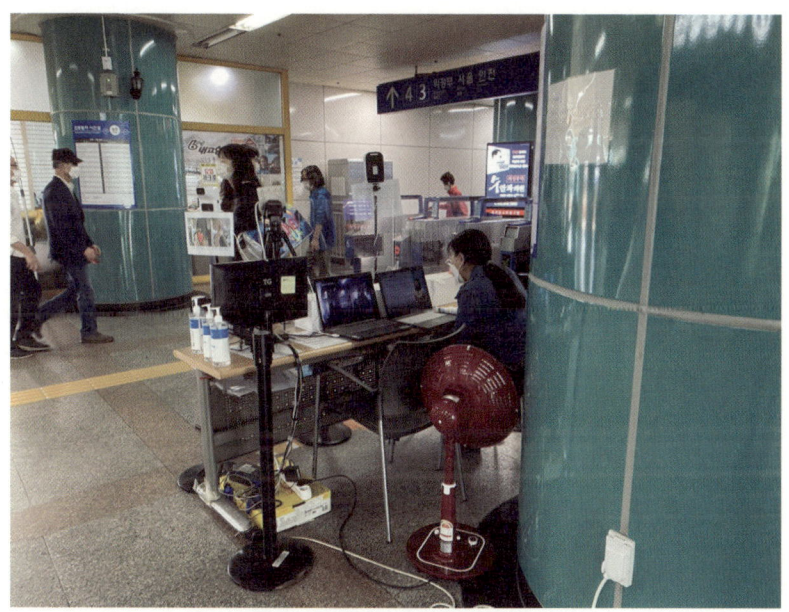

전철역 안 발열 검사하는 방역 부스

발열 체크에서 코로나를 걸러 내거나 중증인 사람을 걸러낸 사례는 보기 어렵다. 이는 매해 일어나는 구제역이나 조류독감 같은 가축 감염병 방역 근무에서 비슷한 상황이 되풀이되고 있다.

환경 오염, 환경 보호와 코로나
정책의 모순

코로나 문제는 비단 코로나만의 문제가 아니다. 코로나 대응정책이 환경 문제에도 큰 영향을 주고 있다.

평상시 대부분 사람은 환경 보호를 위해 관심을 둔다. 또한 자연을 지키기 위해 애쓴다. 적어도 코로나 이전까지는 말이다. 그러나 지금의 상황은 어떤가? 어느새 환경 문제는 뒷전에 한참 밀렸다.

이전에는 되도록 일회용품을 사용하지 말자고 홍보하고 단속까지 했다. 하지만, 이제 일회용품 사용을 추천하고, 격려까지 하고 있다. 감염병이 확산할까 봐 음료를 일회용 컵을 사용하게 한다.

배달은 일상이 되었다. 배달할 때의 음식을 담은 그릇은 더 이상 예전의 중국집처럼 다시 사용하는 그릇을 찾아보기 어렵다. 전부 일회용으로 대체하여 한 번 사용하고 버리게 되었다. 밥과 국 반찬 등의 모든 용기, 숟가락, 젓가락에 포장까지 모두 일회용 시대다.

매일 사용하는 마스크도 환경 문제에서 접근하면 심각하다. 마스크 한 장만 보면 별문제 없는 것 같지만, 모든 국민이 매일 사용하고 전국적으로 사용한다고 생각하면 어마어마한 양의 폐마스크가 쓰레기로 나오는 셈이다.

마스크를 만드는 과정에서도 폐기물이 나온다.

　의료 분야에서는 마스크뿐만 아니라, 보호복과 의료 기구도 일회용 폐기물로 나온다. 보호복의 특성상 한 번 입고 버려야 한다. 오염됐을 수 있어서 레벨 A의 특수한 보호복을 제외하고는 한 번 쓰고 버린다.

　코로나를 검사할 때 나오는 폐기물도 상당하다. 특히, 특수 검사에서 나오는 용액은 폐기물 업체가 따로 수거해 가야 한다. 검사 한 건씩을 할 때마다 고농도의 화학 폐기물이 나오는 것이다.

　코로나19 대유행 기간에 모순된 모습을 보았다. 코로나19의 방역인가? 환경 오염인가? 물론 둘 다 중요하다. 그러나 그 둘을 균형 있게 관리하고 통제한다는 생각을 누구도 하지 않는다.

　한쪽에서는 감염의 위험이 있으니, 일회용품을 사용하라는 지침이 내려오고, 한쪽에서는 일회용품 사용을 자제해 달라는 포스터와 현수막이다. 이런 모순의 시소 위에서 우리는 그저 정해진 대로 무작정 따르고 있다.
　감염병 대유행이 짧은 기간이라면 다행이지만, 긴 기간에 일회용품을 사용한다면 환경 오염은 더욱 심해질 것이다.

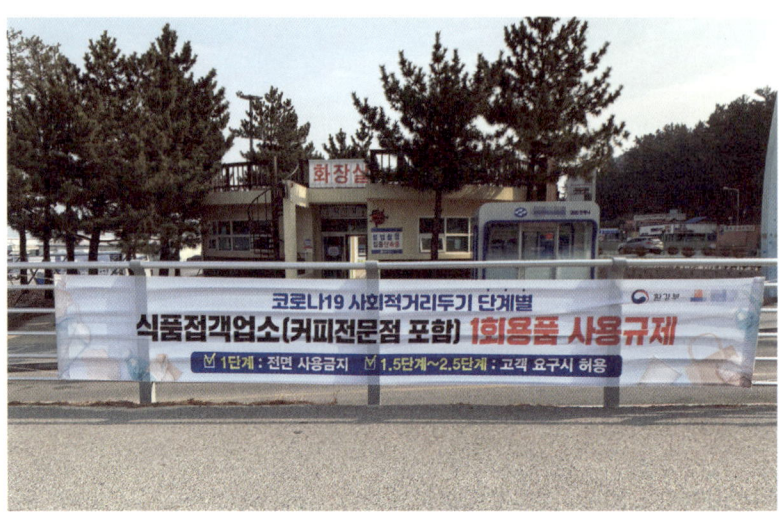

코로나19로 거리두기 한참인 2020년 12월 ○○시 커피 거리 앞 일회용품 사용 규제 현수막이다.

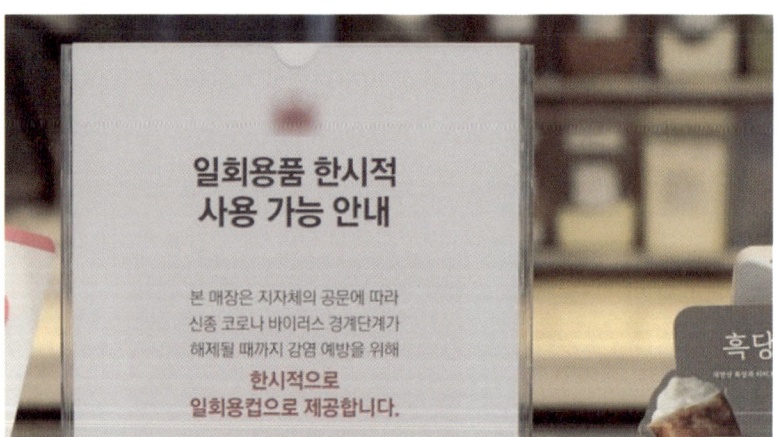

거리두기 4단계에서는 카페에서 머그잔 사용을 하지 못하게 하고, 일회용 잔으로 제공하게 한다.

위와 아래의 사진에서 보면 정부 방역 대처에 모순이 있다.

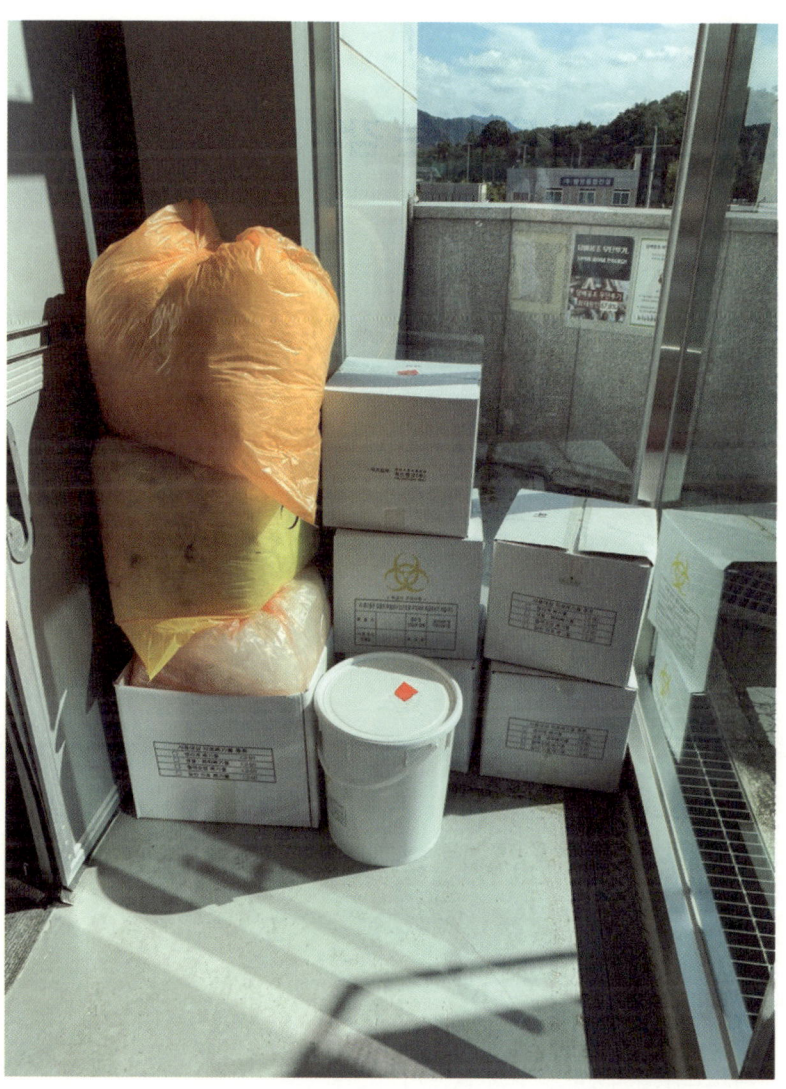

감염병 관리에는 많은 의료 폐기물이 발생한다. 일회용 장갑, 마스크, 보호복, 주사기, 검체 튜브, 검사한 시약, 백신 앰플 등 대부분 일회용이다.

엄청난 비용이 투입되는 감염병 관리

대규모 감염병이 퍼지면 국가 예산이 많이 들어간다. 바이러스 감염증에 걸리면 환자 1명 발생당 얼마의 비용이 투입되는 걸까?

연합뉴스가 코로나19 유행 시나리오를 바탕으로 코로나19의 질병 비용을 분석한 결과, 직간접 비용 추산액은 1인당 약 4천400만 원이었다고 제시한 적이 있다.

세부적으로 보면 직접 의료비로 1인당 625만 원, 비직접 의료비(역학조사, 데이터 관리비 등)로 1인당 430만 원, 간접비(노농 손실액) 1인낭 3,370만 원 등이다. 질병 비용은 의료비와 역학조사 등 환자 관리에 들어간 비용, 노동 생산성 손실을 모두 합친 것으로, 국내 누적 확진자를 고려하면 코로나19로 인한 사회적 비용은 실로 어마어마하다.

의료보험을 적용하면 실제 결제 비용은 덜 들 수 있지만 여기에는 의료보험공단의 비용이 들어간다. 결국, 의료보험공단의 큰 손실이 이어진다. 이는 국고 보조에서 세금이 나가는 것이다.

감염병의 경우 치료 비용이나 관리 통제 비용은 물론, 각종 감염병 예방

캠페인이나 정보 제공을 위해서도 엄청난 돈이 지출된다. 언론 홍보와 포스터 광고 제작도 예산을 들여 만든다. 구글의 유튜브와 네이버 다음 같은 포털 사이트의 영상들도 감염병 확산 방지를 위해 예산을 사용해서 나오는 것이다.

감염병 검사와 검사 도구 운반에도 큰 비용이 든다. 검사 한 건에 몇만 원에서 일이십만 원 이상 들어가는 항목도 있다. 보건소나 보건환경연구원에서 한다면 덜하겠지만, 특정 바이러스의 대규모 감염병이 생기면 대형검사센터에 위탁하기도 한다.

인력 동원에도 많은 예산이 든다. 근무 시간 이후와 주말에는 시간 외 근무로 추가 비용이 발생한다. 1인당 하루 몇만 원 정도이지만, 전국 단위의 규모라면 무시 못 할 비용이다. 하루 몇 시간이 아니라 밤에 교대 근무로 할 때도 있다.

임상병리사와 간호사 등 관련 분야 종사자라면 갑작스러운 업무의 폭증으로 추가 인력을 배치하기도 한다. 임시 선별진료소 검사 요원과 방역 요원처럼 한시적으로 많은 인력이 필요하다.

격리자에 대한 비용도 만만치 않다. 숙소를 제공하거나, 격리 기간 동안 식사와 음료를 제공한다. 집에서 자가 격리하는 동안에 나올 수가 없어서 음식이나 생필품을 집으로 배달해 주어야 한다.

필요시에는 백신 같은 예방접종 비용이 든다. 보통은 보건소에서 접종했지만, 팬데믹 상황에서는 민간 병원에서 예방접종을 시행하고 정부는 병원에 비용을 지원해 주기도 한다.

중증 환자에 대한 집중 치료 비용도 많이 든다. 여기에는 수백, 수천만 원이 들어간다. 특히, 음압 병동이나 1인실이라면 비용이 더 많이 든다. 상황에 따라 환자 개인 부담일 수도 있고, 국가가 지원해 주거나 전액 국가 부담을 할 수도 있다.

감염병 대비를 위해 장비와 물품 구입 예산이 대규모로 내려온다. 때에 따라서는 필요한 물품을 사야 한다. 때론 무엇을 구매해야 할지 불분명하기도 하고, 막상 필요한 물품을 사기에는 재고가 부족해 구매하기 어려운 상황도 있기 때문이다.

예를 들면, 메르스 사태 이후에 '감염병 대비'라는 명목으로 지자체에 예산이 지급되었다. 막상 호흡기 관련 감염병에 대한 물품을 구매하려니 반드시 사야 할 품목이 정해져 있지 않고 꼭 필요한 음압실 시설 지원에 투입하기에는 예산 규모가 맞지 않았다. 결국 감염병에 관련된 검사 항목이 있는 혈액 검사장비나, 성매개 감염병 관련 장비를 구매했다. 넓게 보면 감염병 관련 분야에 사용했지만, 호흡기 관련 감염병을 예방하거나 거기에 필요한 물품 구매를 해야 더 정확한 예산 활용이 됐을 것이다.

감염병 관리나 치료가 개인 입장에서 무료인 듯하지만, 사실은 모든 비용이 우리 국민의 세금이다. 막대한 국가 예산이 들어가는 것이다. 실제 필요한 상황에 필요한 예산이 집행되면 좋다. 국민의 피 같은 혈세를 꼭 필요한 곳에 사용될 수 있어야 한다.

2022년 국가 채무가 1,000조에 이르게 될 전망이라고 한다. GDP 대비 50%를 넘는 수치이다. 10년 전 GDP 대비 30%를 유지하던 때와는 크게 다르다. 불과 5년 전 국가 부채는 40%가 마지노선이라 주장했던 지금의 대통령도 이제 국가 부채 50%는 아무렇지 않게 투자해야 할 때라며 빅딜을 주장하고 있다. 그만큼 국민의 생활고는 더욱 어렵다. 1인당 부채가 늘어나고, 다음 정권과 다음 세대에 그 짐을 넘기는 것이다.

빚은 누가 대신 갚아 주지 않는다. 특정 감염병이 부채를 늘리라고 부추기지도 않았다. 판단 착오로 재난을 재앙으로 만들어 놓고, 지원금을 선심 쓰듯이 퍼 주면 나라가 오래가기 어렵다. 국가 부채를 갚지 못해 외환위기의 국가 부도의 상황을 겪어 본 게 그리 오래되지 않았다. 눈앞의 이익만 보고, 자신들의 권력 유지를 위해 퍼 주는 정책은 자제하는 것이 국가와 국민을 위하는 길일 것이다. 나중에 책임지는 사람이 없다.

질병관리청 2022년 예산안 5조 1,362억 원 편성

− 코로나19 예방접종 3조 1,530억 원, 방역대응 9,878억 원 본예산 편성 −

□ 질병관리청(청장 정은경)은 2021년 8월 31일(화) 국무회의에서 의결된 2022년 질병관리청 예산안이 2021년 본예산 대비 4조 1,445억 원(417.9%) 증가한 5조 1,362억 원이라고 밝혔다.

○ 코로나19 예방접종 및 방역대응 소요 예산이 본예산에 편성됨에 따라 전년대비 큰 폭으로 증가하였다.

○ 2022년 예산안은 ▲코로나19 백신의 안정적 수급과 원활한 예방접종 지속 실시, ▲코로나19 확산 방지를 위한 방역 대응, ▲상시 감염병 예방·관리 및 만성질환 관리체계 강화, ▲보건의료 R&D 확대 등에 중점을 두고 편성하였다.

<주요 내용>

① 코로나19 예방접종 실시(3조 1,530억 원)

○ (백신도입) 총 9,000만 회 분*, 2조 6,002억 원

 * 해외 백신 8,000만 회분(잔금)+국산백신 1,000만 회분(잔금)

○ (시행비) 총 5,000만 명* 중 위탁의료기관 접종시행비 4,057억 원

 * 위탁의료기관 4,515만 명(90.3%), 보건소 등 485만 명(9.7%)

○ (기타) 주사기 구입 등 백신 유통관리비(1,280억 원), 이상반응 피해보상 관리(120억 원), 예방접종시스템 운영(54억 원) 등 1,471억 원

② 코로나19 방역 대응(9,878억 원)

○ 진단검사비(4,960억 원), 생활지원·유급휴가비(2,406억 원), 중앙방역비축물품 구입(660억 원), 치료제 구입(417억 원), 격리입원치료비(237억 원), 임시생활시설운영(416억 원) 등 편성

③ 상시 감염병 예방 · 관리

　ㅇ 국가예방접종 실시(3,478→3,749억 원)

　　- 자궁경부암 예방접종 대상연령 확대(12세만 접종→~17세 및 18~26세 저소득층), 인플루엔자 백신 단가 및 시행비 인상

　ㅇ 권역감염병 전문병원 1개소 추가 확대(4→5개소)

　ㅇ 방역통합정보시스템 신규 구축(23억 원), 진자검역 확대(인천, 김포→전 국제공항)

　ㅇ 다제내성결핵 컨소시엄 운영(5억 원, 신규), 소아용 항결핵제 시럽제 도입(6억 원, 신규)

　ㅇ HIV/AIDS 감염인 상담사업 참여의료기관 확대(26→28개), 고위험군 자가 검사키트(1만 개) 지원

④ 만성질환 관리체계 강화

　ㅇ 비감염성 건강위해 관리체계 기반 구축(7억 원, 신규)

　ㅇ 소지역(읍 · 면 · 동) 간 건강 격차 원인 규명 및 해소를 위한 시범지역 확대(4→6개), 퇴원손상심층조사 참여병원 확대(190→250개)

　ㅇ 희귀질환 대상 확대(1,014→1,086개)에 따른 의료비 지원 증액(353→381억 원)

⑤ 보건의료 R&D 확대 · 강화 (1,344억 원)

　ㅇ 신기술 기반 백신플랫폼 개발 지원(123억 원, 신규), mRNA백신 비임상 연구지원(67억 원, 신규), 공공백신개발지원(50억 원, 신규), 국가위기초래 바이러스 감염병 극복 기술개발(140억 원, 신규), 헬스케어인공지능개발(30억 원, 신규) 등 R&D 투자 확대

출처: 질병관리청

코로나19를 지혜롭게 대처하면, 줄이거나 사용하지 않아도 될 예산들이다.

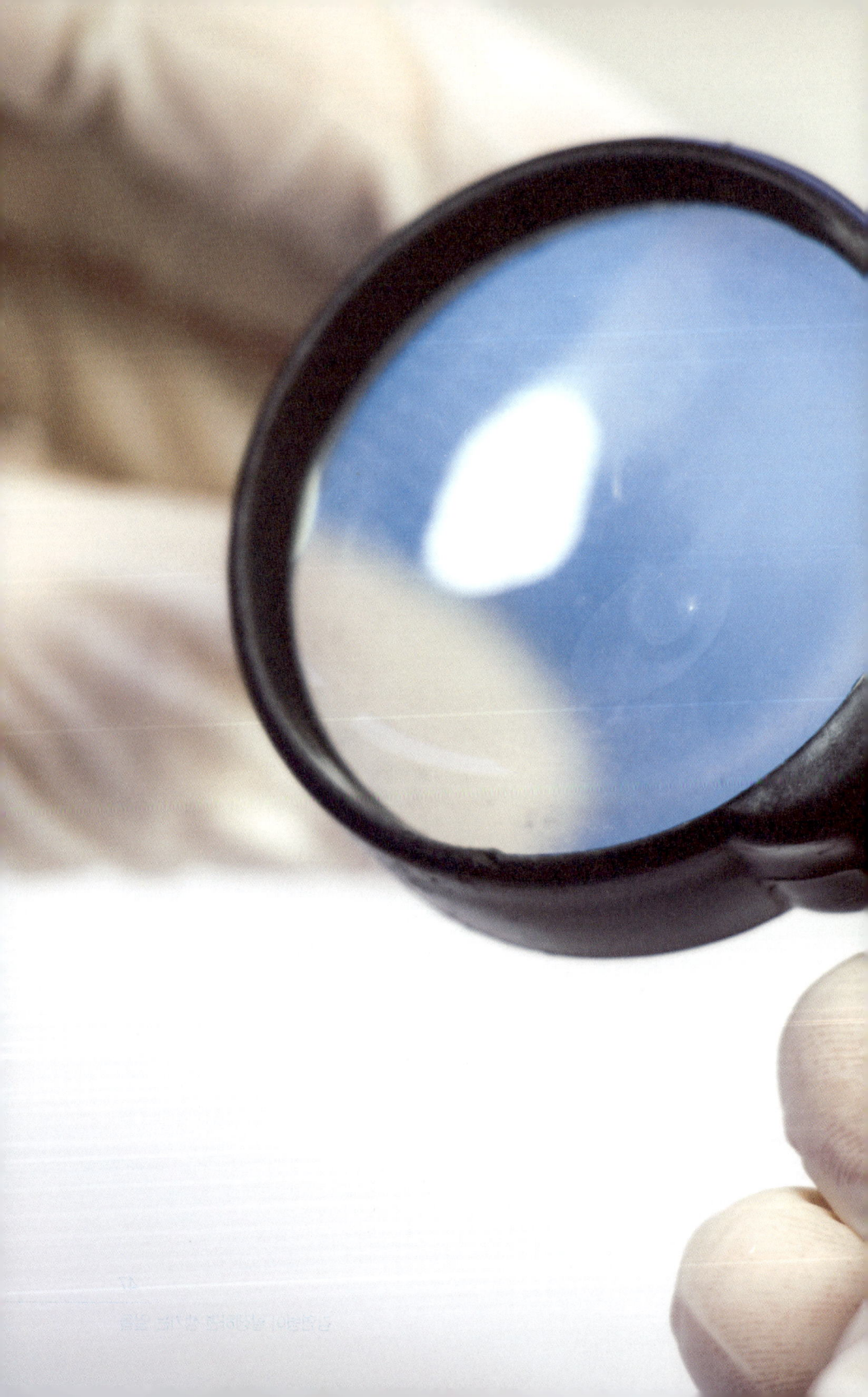

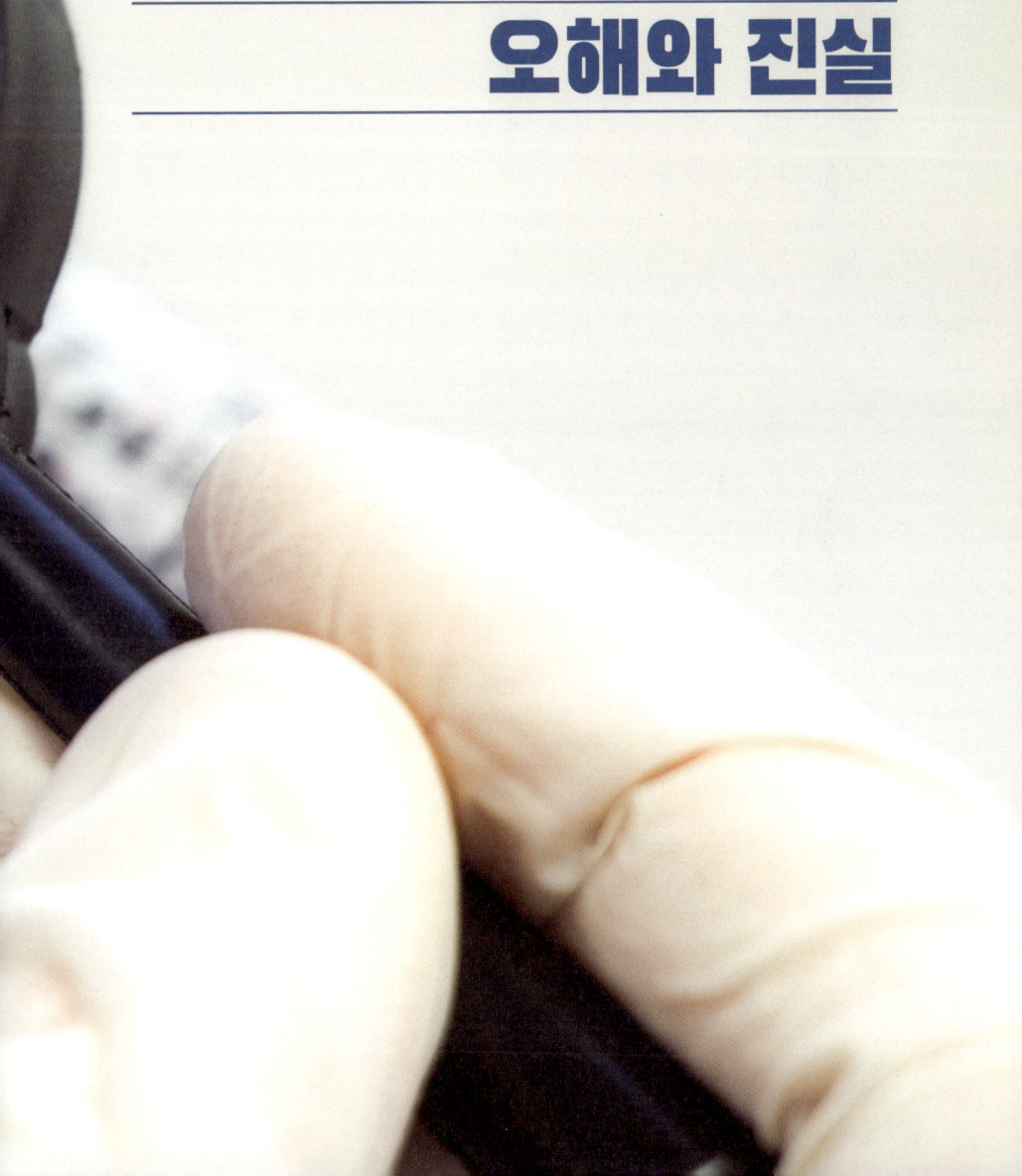

PART 02

감염병에
대한
오해와 진실

용어의 혼동이 일을 크게 만든다

지난 2015년 중동호흡기증후군을 유발하는 코로나바이러스(Middle East Respiratory Syndrome Coronavirus; MERS-CoV)에 의한 호흡기감염증이었던 '메르스' 유행 때 보건소에서 전화 상담을 받을 때였다.

"여보세요, 두통과 오한이 심한데 메르스에 걸린 걸까요?"
"열이 나면서 인후통이 심해요. 혹시 메르스가 아닐까요?"

발열, 기침, 오한, 두통, 호흡 곤란, 인후통…… 우리 흔히 앓는 감기와 같은 증상에 관한 질문이 계속 쏟아졌다. 이런 증상은 대부분 몸에 바이러스나 다른 외부의 세균이 들어오면 나타나는 일반적인 반응이다.

"네, 의심은 할 수 있지만 증상만으로 확진할 수 없습니다."

일반인들에게 안심시키며 전문 용어를 풀어 설명하지만, 감염병과 관련된 다양한 용어들이 있다. 이런 감염병과 관련된 용어를 알고 있으면 언론이나 방송 보도, 예방 수칙 이해 등의 정보를 이해하는 데 큰 도움이 된다. 반면 감염병은 일종의 비상 사태나 전쟁 상황이기 때문에 소통하는 용어를 잘못 이해하면 다양한 문제를 일으킬 수 있다. 물론 일반인들도 용어를 바르게 아는 것이 필요하다. 그렇다면 주요 감염병 용어들이나 코로나19 의심 증상 기준을 알아보자.

- 확진 환자: 임상 양상과 관계없이 진단을 위한 검사 기준에 따라 코로나19 감염이 확인된 사람
- 의사 환자: 확진 환자와 접촉한 후 14일 이내에 코로나19 임상 증상이 나타난 사람
- 조사 대상 유증상자(Patient Under Investigation, PUI)
  - (PUI1) 의사의 소견에 따라 코로나19 임상 증상으로 코로나19가 의심되는 사람
  - (PUI2) 해외 방문 이력이 있으며 귀국 후 14일 이내에 코로나19 임상 증상이 나타난 사람
  - (PUI3) 코로나19 국내 집단 발생과 역학적 연관성이 있어 진단 검사가 필요하다고 인정되는 사람
- 코로나19 주요 임상 증상: 발열(37.5℃ 이상), 기침, 호흡 곤란, 오한, 근육통, 두통, 인후통, 후각·미각 소실 또는 폐렴 등
- 의심 증상 진단: 의사가 환자를 진료하였을 때, 발열(37.5℃ 이상), 기침, 호흡 곤란, 오한, 근육통, 두통, 인후통, 후각·미각 소실 또는 폐렴, 그 외 피로, 식욕 감소, 가래, 소화기 증상(오심, 구토, 설사 등), 혼돈, 어지러움, 콧물이나 코막힘, 객혈, 흉통, 결막염, 피부 증상 등의 소견으로 코로나19 환자로 의심하는 경우가 해당됨

참고: 질병관리청 사례 정의(지침 내용)

질병관리청 코로나19 지침 매뉴얼에 양성자라고 하는 확진자, '확진 환자'는 '임상 양상과 관계없이 진단을 위한 검사 기준에 따라 코로나19 감염이 확인된 사람'으로 정의하고 있다. 검사에 양성이면 확진자라는 뜻이다. DNA 핵산 증폭 검사를 하는 PCR 검사의 특성상 바이러스가 조금만 있더라도 양성으로 나오기 쉽다. 증폭 회수에 따라 양성이 되기도 하고 음성이 되기도 한다.

질병관리청 코로나19 지침 매뉴얼에 '의사 환자'는 '확진 환자와 접촉한 후 14일 이내에 코로나19 임상 증상이 나타난 사람'으로 정의하고 있다. 의심이 가는 환자이다. 사실 완전한 환자는 아니다. 실제 증상이 나타날 수 있는 의심이 가는 환자이다.

메르스 사태 때 국내 첫 환자와 같은 병동에 입원했던 분이 우리 관내에 있는 가정으로 복귀하게 되어 그 환자 관리를 맡았던 적이 있다. 밤 12시에 위험 검체 이송을 위한 삼중 수송 용기를 찾는 전화를 받고, 검사 결과에 따라 우리 관내에도 첫 환자가 나올지도 모르겠구나 싶었다. 하지만 엄밀하게 따지면 아직 그분은 메르스 환자가 아니다. 검사를 해서 양성 결과가 나오고, 증상도 있어야 확진 환자가 되는 것이다.

그런데 다음 날이 되자 지역 신문에 "관내 메르스 환자 발생"이라고 크게 보도가 나와 직원들은 당황했다. 메르스 환자와 같은 병동에 있어 감염되었을지 모르니 검사를 의뢰한 상황이었다. '의사 환자'라는 용어가 가깝다. 아직 결과를 기다리고 있었는데, 언론에서 '확진 환자'와 '환자'라는 단어를 쓰며 기사를 먼저 보도했던 것이다.

용어나 기준을 정확하게 이해하지 못해서일 수도 있고, 사실 관계 확인 없이 먼저 보도한 기사가 좀 더 자극적이어서 사람들의 시선을 끌기에는 좋았을지 모르지만, 보건소에는 이미 일파만파 확인 전화가 몰려오고 큰 혼란에 빠지게 되었다. 단어 하나에도 이렇게 큰 차이가 난다.

중국 우한에서 본격적으로 퍼지면서 전 세계 팬데믹을 일으킨 코로나19에도 이런 용어의 혼선이 있었다. 검사에서 양성이 나왔다고 '확진자'라고 부르는 것은 엄밀하게 따지면 오류를 포함하고 있다. 이는 환자의 범위를 너무 크게 잡은 것이다. 치명률이 높다면 조심해야 할 수 있지만, 일반 감기나 독감 정도 증상을 확진 환자로 포함한다면 전체 환자 수가 많아진다.

코로나19 검사에서만 양성이면 확진자로 구분하고 바로 환자가 된다. 의사 환자와 확진 환자의 개념이 흔들리면서 사태가 커졌다.

진단 검사는 어떻게 할까?

우리나라에서 발생하는 대표적인 감염병 중에는 결핵이 있다. OECD 국가에서 1위이다. 결핵은 어떻게 걸리고 어떻게 진단하는 것일까? 대부분은 폐에 침입한 결핵균은 신체 방어력에 의해 곧바로 사멸된다. 이를 '일차 감염'이라 한다. 생존한 박테리아는 대식세포라는 백혈구가 삼킨다. 삼켜진 박테리아는 수년 동안 휴면 상태로 이 세포 내에서 생존할 수 있다. 이 단계를 '잠복 감염'이라고 한다.

90~95%의 경우 이 박테리아는 더 이상의 문제를 일으키지 않지만 감염된 사람의 약 5~10%의 경우 박테리아가 결국 증식을 시작하여 '활동성 질병'을 일으킨다. 이 단계에서는 감염된 사람들이 실제로 병이 들어 질병을 일으킬 수 있다.

검사법은 항산균 염색(질 닐슨 염색, Ziehl-Neelsen's staining)이나 형광 염색으로 결핵균을 현미경으로 직접 관찰하는 방법과 배양을 통한 확인 방법이 있다. 이외에도 엑스레이 영상과 함께 눈으로 직접 결핵균을 보고 확진을 할 수 있다.

반응 검사법은 다음 대표적인 두 가지를 꼽을 수 있다. 먼저 투베르쿨린 피부 반응 검사(Tuberculin Skin Test, TST)가 있다. 이것은 결핵균의 배양액으로부터 정제한 PPD라는 물질을 피부에 주사하여 면역 반응이 일어나는지를 확인하는 방법이다. 면역 반응은 주사 후 48~72시간 이내 주사한 자리가 부풀어 오르는 정도를 자로 측정하여 판독한다.

'인터페론 감마 분비 검사(Interferon-γ Release Assay, IGRA)'는 채혈 후 과거 결핵균에 감작된 면역세포(T-림프구)에 결핵균 항원을 자극하여 분비되는 면역 반응 물질(인터페론감마)을 측정하여 감염 여부를 판단하는 검사다.

보건소 검사실은 여러 위험한 검체를 다루기도 하고, 많은 환자분이 와서 검사하고 가는 곳이다. 보건소 직원들은 자주 환자를 만나기에 항상 감염의 위험을 안고 근무한다. 그러다 보니 나도 잠복 결핵 검사를 해 보았다. 한 해에는 음성이 나왔고, 다음 해에는 잠복 결핵 양성이 나왔다.

몸에는 이상이 없는 것 같아 '확인 검사'를 해 보았지만, 결핵 음성이었다. 객담 검사를 해서 육안으로 나오는 결핵균이 없었다. 그렇다고 모든 결과가 100% 완벽하다는 의미는 아니다. 검사를 의뢰한 센터에서는 이렇게 유의 사항을 말해 준다.

"검사 당시 몸이 더 피곤한 경우에도 결과는 조금 다르게 나올 수도 있습니다."

잠복 결핵 검사에서 양성이 나오면 약을 우선 먹어야 할 수도 있다. 선제 예방 차원에서다. 그러나 며칠 복용하는 게 아니라, 최소 3개월에서 9개월 정도를 개인에 따라 매일 복용해야 한다. 다른 약도 그렇겠지만 결핵약은 복용에 특히 많은 신경을 써야 한다. 매일 일정하게 복용해야 한다. 먹다가 중간에 끊으면 약제 내성이 생겨 나중에 결핵에 걸렸을 경우 더욱 악화하여 약을 더욱 독하게 먹어야 한다. 그렇기에 처음의 의사 결정이 중요하다. 약을 먹을 수도 있고, 먹지 않을 수도 있다. 정말 난감하다. 이 때문에 잠복 결핵 검사에서 양성이 나온 분들의 문의 전화가 종종 걸려 온다.

결핵 분야를 담당하는 보건소 직원들은 이런 상담 전화를 받을 때 어떻게 답해야 할지 정말 답해 주기가 쉽지 않다. 결국 본인의 의지력에 따라 본인이 선택해야 할 문제이기 때문이다. 특히, 아이들과 함께 있는 어린이집과 유치원 원장님이나 선생님이 잠복 결핵 양성이라면 더욱 조심스러워진다. 조심해야 하는 직원이면서 꾸준히 약을 빼먹지 않고 먹는 게 쉽지 않다. 확실히 결핵은 아니지만, 혹시 몰라서 약을 먹으라고 하기에 몇 달은 전혀 짧지 않은 시간이다.

암세포도 결핵의 사정과 마찬가지이다. 대부분 사람은 암세포를 가지고 있다. 일부는 정상세포에서 같이 자라다가 종양으로 자란다. 보건소 검사실에서 하는 암 표시자 검사가 있다. 'Tumor Marker 검사'이다. 주요 암 표지자는 다음과 같다.

- CEA(Carcinoembryonic Antigen) : 위암, 대장암, 유방암, 폐암, 간암 등에서 증가
- CA19-9(Carbohydrate Antigen 19-9) : 췌장암에서 증가
- CA125(Cancer Antigen 125) : 난소암, 자궁내막암, 췌장암, 폐암, 유방암, 대장암, 위암에서 증가
- PSA(Prostate-Specific Antigen) : 전립선암에서 증가
- AFP(Alpha-Fetoprotein) : 간암에서 증가

암의 성장에 반응해서 체내에서 또는 암 조직 자체에서 생성되며, 대개 단백질로 이루어진 물질로 혈액, 소변, 또는 조직 검체에서 검출된다. 몇몇 종양 표지자는 특정 종류의 암에 특이적이지만 어떤 종양 표지자들은 여러 종류의 암에서 발견된다.

대부분의 잘 알려진 표지자들은 비종양적 상태에서도 상승할 수 있다. 따라서 종양 표지자 하나만으로 암을 진단하지는 않는다. 최종 진단은 조직 검사 등의 확인 검사를 통해 암세포를 직접 확인해서 확진한다.

잠복 결핵 검사나 암 표지자 검사에서 양성이 나왔다고 해서 결핵이나 암 환자가 아니다. 환자로 확정할 수도 있지만, 그럴 가능성이 있다는 결과일 수도 있다.

이번엔 코로나바이러스 검사법에 대해 알아보자.

"신속 진단 키트 검사와 PCR 검사 중 어느 것이 더 정확한가요?"
"집에서 신속 진단 키트로 검사해도 결과를 신뢰할 수 있나요?"
"PCR 검사는 100% 정확한 진단이 가능한가요?"

이런 질문을 많이 받는다.

현재 대부분의 질병관리청, 보건환경연구원, 대형검사센터에서 실시하는 코로나 검사는 PCR 검사 방법을 활용하고 있다.

바이러스 검사법은 신속 진단 키트 검사 방법과 PCR 정밀 검사가 있다. 신속 검사는 20~30분 만에 결과가 나오는 장점이 있지만, 정확도가 떨어진다. 시약 시트지에는 90%지만, 실제는 더 낮다. 정확도를 90%라고 잡아도, 100명 중 10명은 음성인데 결과는 양성으로 나오는 것이다. 이것을 가짜를 의미하는 '위양성'이라 한다. 검사실에서는 이런 신속 검사는 스크리닝(선별 검사)으로만 사용한다.

또한 양성인데 음성으로 나오는 가짜라는 의미의 '위음성'이 나올 수도 있다. 이런 경우는 대부분 감염된 지 얼마 되지 않았거나 역가가 높지 않은 경우이다.

약국에서 구매할 수 있는 임신테스트기를 생각해 볼 수 있다. 가정에서 직접 소변을 이용해 임신테스트기를 써 보면 임신 초기에 음성이 나올 수 있다. 정밀 검사법은 혈액을 직접 채취해 'β-hCG 검사(Human Chorionic Gonadotropin)'를 해서 확인한다. 정밀 장비에 혈액 검사로 판별하면 소변을 이용한 신속 간이 검사보다 더욱 정확하게 수치까지 알 수 있다.

이처럼 신속 검사 테스트는 한계가 있음을 꼭 알아 두어야 한다. 사실 코로나19 유행 초기에는 신속 검사와 PCR 검사 방법이 혼용되어 음성인데 양성으로 결과가 나와 억울하게 격리나 불편을 받은 분들도 있을 것이다.

반면 PCR 정밀 검사의 경우 정확도는 높다. 여기에도 오류는 있을 수 있다. 민감도가 높아서 증폭하는 'Ct(cycle threshold)값'을 어떻게 하느냐에 따라 음성이 양성이 되기도 한다. 증폭 횟수에 따라 증폭을 많이 하면 조금만 있어도 일정 이상 있는 듯하기 때문이다. 털어서 먼지 없는 곳은 보기 어렵듯이 증폭 횟수를 검사 항목에 따라 적절하게 운용할 필요가 있다.

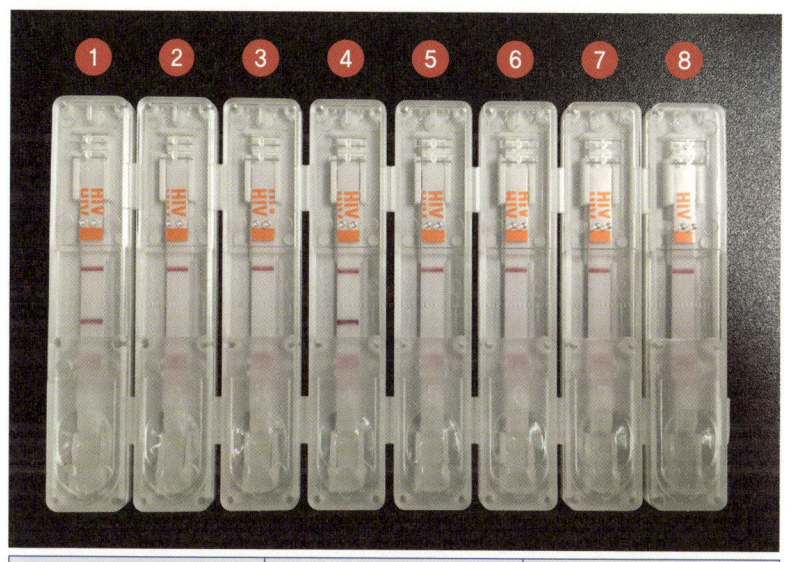

정도관리 검체	값	결과
1	683.1	양성
2	62.13	양성
3	30.29	양성
4	2307	양성
5	63.41	양성
6	0.438	음성
7	0.515	음성
8	0.448	음성

정성검사(신속키트검사, 위 사진)와 정량검사(정밀검사, 아래 표)의 차이

1년에 2회 정도 관리(QC)용 HIV 검체 8개를 전국의 보건소와 병원의 임상병리 검사실에서 결과를 확인한다.

간이신속검사에서 HIV의 검사 결과를 보면 1번과 4번이 양성으로 보인다. 그러나, 면역 검사장비에서 정밀 검사를 해 보면 1, 2, 3, 4, 5번이 양성이다. 정확도의 차이가 많이 난다.

항목에 따라 음성인데 양성으로 나오는 위양성(false positive)의 경우도 있고, 양성인데 음성으로 나오는 위음성(false negative)도 있다.

여기에서 양성이 나와도 웨스턴 블롯(Western Blot)이라는 확인 검사를 더 해서 최종 양성이라고 결과를 낸다. 특히, 감염병 검사 결과는 한 사람의 운명을 바꿀 수 있기에 여러 번의 확인 절차를 통해 신중하게 내보낸다.

감염병 대유행이 일어날 때도 검사의 민감도(Sensitivity), 특이도(Specificity), 정밀도(Precision), 정확도(accuracy)를 정확하게 정하고, 어떤 검사 방법으로 얼마만큼의 참고범위를 둘 것인지 신중하게 매뉴얼을 만들 필요가 있다. 이에 따라 양성자가 늘어날 수도 있고, 줄어들 수 있기 때문이다.

가축 감염병, 모르고 대처하면
하지 않아도 될 일을 하게 된다

벌레 먹을까 봐 걱정되어 온종일 논 앞을 지키고, 농약을 뿌리고, 검사를 한다고 생각해 보자.

자라는 벼가 별일은 없는지 매일 검사를 보내고 어떤 병충해가 생긴 건 아닌지 농업기술센터에 매일 의뢰를 보내고……. 거기에 사람까지 인건비를 들여서 논을 둘러보며 벌레를 제거하기까지 한다면, 아침에 농약을 뿌리고 점심에 뿌리고 저녁에 또 뿌리고…….

농사지을 때 벌레 한 마리라도 있으면 안 되니까 농약을 계속 뿌리면 벌레는 없애더라도 결국 잔류농약을 먹게 된다. 벌레 있을까 봐 하루 종일 논 앞을 지키고 약을 매일 뿌린다면 출하량은 좀 늘 수 있지만, 비효율적이다.

사람과 비슷한 가축 감염병이 생겼을 때는 어떤 상황이 벌어질까? 어느 지역에 소와 돼지 같은 가축에 '구제역'이 발생했을 때를 보자.

구제역(口蹄疫, Foot-and-mouth disease)이란 발굽이 둘로 갈라진 동물에게 있는 바이러스성 가축전염병이다. 당연히 백신이 있다면 백신접종을 할 것이다. 그렇지 않으면 그 지역 가축들은 모두 땅에 매몰한다. 지역의 일부분 몇 마리일지라도 다른 지역에 전파할 수 있기 때문이다.

가축을 소각하면 환경 오염 물질인 '다이옥신'이 나오기 때문에 우리나라는 대부분 구제역 의심 가축을 매몰한다. 그러나 문제는 여전하다. 매몰 과정은 참담하다. 멀쩡하게 살아 있는 소와 돼지를 한쪽에 몰아놓고 땅 구덩이를 크게 판 쪽으로 몰아넣는다. 마취제를 놓기도 하지만, 사람처럼 말을 못 해서인지 눈을 깜박깜박하고 있는데도 죽음의 길로 인도한다.

배에서 나오는 가스를 줄이기 위해 배를 찔러 구멍을 내고 묻는다. 그리고는 석회 가루를 뿌린다. 한두 마리가 아니라 수십에서 수백 마리의 소와 돼지들이 수몰당한다. 몇 마리의 가축 감염병 생겼다는 이유로……. 조류 인플루엔자의 경우에는 닭이 매몰된다.

가축들을 매몰한 다음의 토양과 지하수 오염은 당연히 심각하다.

가축 매몰은 바이러스가 퍼져 다른 소와 돼지, 닭이 죽을 수도 있어서 그렇지만, 몇 마리의 발생을 막기 위해 수백 수만 마리가 또 다른 희생을 당한다는 이면도 있다. 전국적인 가축 매몰 수를 보면 전혀 적지 않은 수이다.

2010년 겨울 구세역 내에 한 해도 전국에서 가축 100만 마리 가까이 전국 땅 곳곳에 매몰되었다. 이 일은 이후에도 매해 일어나고 겪고 있는 일이다. 한겨울 차가운 땅속으로 말 한마디 못 한 채…….

매몰은 또한 수많은 비용이 든다. 정부는 우선 매몰된 가축의 주인에게 피해를 보상해 준다. 국가 예산으로 한 마리당 얼마의 시세에 맞추어, 보상금만으로도 수천억 원이 지출된다. 매몰 진행 인건비와 물류 비용까지 합하면 1조가 넘는 비용이다.

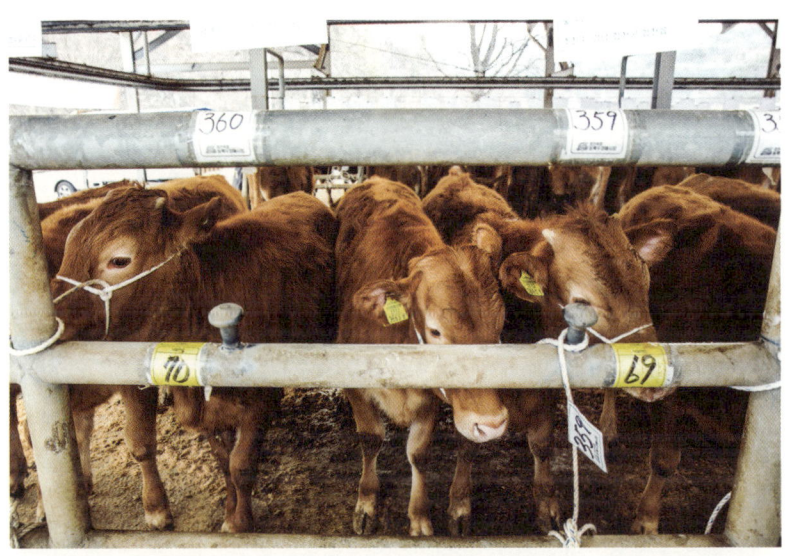

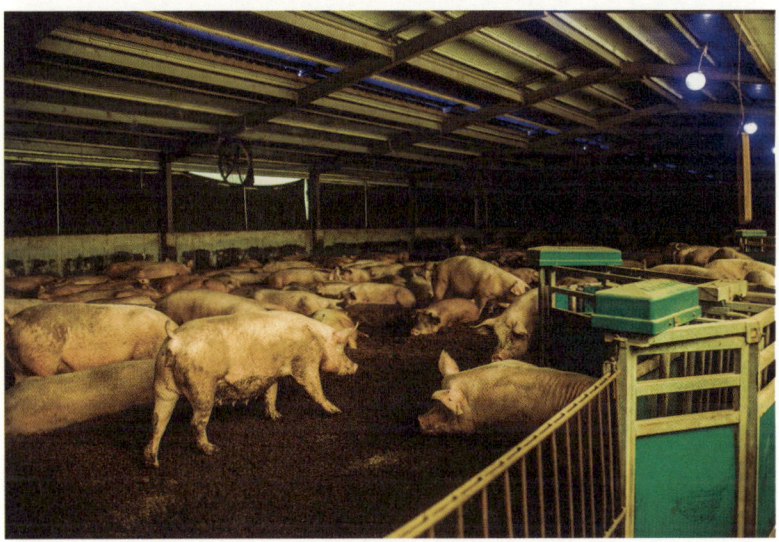

매몰 직전의 가축들

언론에는 ○○○○마리 살처분 이렇게 한마디로 나오지만, 가축이 매몰되는 실제 현장은 처참하다.

우리 인간도 양계장에 살고 있다면?

 양계장에 가 본 적이 있는가? 양계장의 닭 한 마리는 우리가 프린트할 때 주로 사용하는 A4 용지보다 좁은 사육장에서 힘겹게 살아간다.
 닭 부리도 잘려 있다. 좁은 곳에서 스트레스를 받아 서로 쪼아 상처를 입히거나 죽이는 일이 발생하는 것을 막기 위해서이다. 사료를 먹이지만 좁은 환경에서 질병 없이 자라게 만들려고 항생제를 밥처럼 준다. 알을 많이 낳게 만들기 위해 잠도 재우지 않고 밤새 전등을 켜 둔다. 따스한 햇빛 한 번 제대로 볼 수 없는 환경이다.

 양계장 시설 닭은 고향 집 담장 안에서 자유롭게 키우는 닭과는 차이가 크다. 집닭은 닭장에 있지만, 잠은 여기에서 자고, 낮에는 집 안팎을 자유롭게 돌아다닌다. 하루 운동량만 해도 꽤 된다. 여기저기 둘러보면서 다양한 먹이를 직접 잡아먹는다. 집에서 주는 먹이도 있지만, 먹고 싶은 것을 직접 먹는 것이 더 좋을 것이다.

 종일 햇볕도 쏘이고, 많이 걷고, 밤에는 캄캄한 상태에서 잠도 푹 잔다. 아침이면 힘차게 '꼬끼오'를 외친다. 그리곤 퍼드득 하면서 담장에 올라가 오늘은 어디로 가 볼까 둘러본다. 백신을 맞을 일도 아파할 틈도 없다. 알도

낳고 싶을 때 낳는데, 크기와 빛깔이 다르다. 건강한 어미 닭에서 건강한 달걀이 나온다. 장딴지를 보면 헬스장을 몇 달 다닌 듯이 딴딴해서 운동선수의 다리를 보는 듯하다. 항생제는 필요 없다.

그렇다면 닭이 걸리는 AI 조류 인플루엔자는 양계장 닭과 가정 닭에 어떤 영향을 미칠까?

"조류 인플루엔자는 우리 집에 자유롭게 키우는 닭에도 피해를 주나요?"

이런 궁금증에 대해 이렇게 답을 할 수 있을 것 같다.

"조류 인플루엔자는 양계장 닭에는 치명적일 수 있습니다. 그러나 가정 닭은 충분히 이겨 낼 확률이 높습니다."

양계장 닭은 움직이지도 않고 항생제도 먹고 제때 먹이를 먹지만 집닭보다 훨씬 치명적이다. 양계장의 닭은 비좁은 닭장 속에서 꼼짝 못 하고, 햇빛 한 번 볼 수가 없고, 잠을 못 자고, 항생제를 맞는다. 먹고 싶은 것도 마음대로 먹을 수 없고 배급으로 나오는 사료만 먹는다. 일말의 자유가 없는 것이다. 그것이 바이러스에 취약한 원인이기 때문이다.

마스크를 쓴 우리의 모습은 부리를 잘라 놓은 닭과 같다. 말과 소의 입에 재갈을 물린 듯해 보인다. 어디에 다니기 어렵게 만든 것은 좁은 사육장으로 몰아놓은 듯하고, 칸막이하는 것은 격리해 놓은 듯하다.

건물이나 가게에 들어갈 때마다 열 체크에 손 소독을 하는 것은 항생제를 먹이는 듯하고, 건물과 거리에 방역한다며 소독약을 뿌리는 모습은 흡사 축사에 소독약을 뿌리는 듯하다. 사람과 동물의 대상만 다를 뿐, 대처하는 방법은 같다.

우리 인간은 실내에서 마스크 쓰고, 대화도 하지 않고, 모이지 않는 존재가 아니다. 사람 속에서 만나고 이야기하며 서로의 면역력을 나누어 가며 살아간다. 가끔은 감염병에 전염되는 사례도 있지만, 일상 속 대부분은 내가 없는 항체를 얻거나 내가 만나 보지 못한 미생물을 접하는 기회가 되기도 한다.

좁은 축사의 소나 돼지, 양계장의 닭과 집에서 자유롭게 키운 소와 닭을 보면 차이가 크게 난다. 일부러 이런 실험을 하기에는 연구 윤리 때문에 현실적으로 어렵다.
한쪽에는 비좁은 곳에 햇빛도 못 보면서 자유가 없이 운동도 못 하게 하고 사료만 먹이고 잠을 안 재우며 항생제와 소독약을 마구 뿌리는 실험군, 또 다른 한쪽에는 자유롭게 활동하니 싱싱한 재료로 만든 음식을 골고루 먹고 햇빛도 충분히 쐬면서 많이 걷고 잠을 푹 자면서 약은 최소한으로 사용하는 대조군을 상상해 보자.

상상이 어렵다면 주변에 있는 축사 또는 축사의 모습을 보여 주는 사진이나 영상을 찾아보자. 거기에 우리 인간의 모습이 엿보인다. 어릴 적부터 몇십 년 동안 실험하듯 관찰한 결과이다.

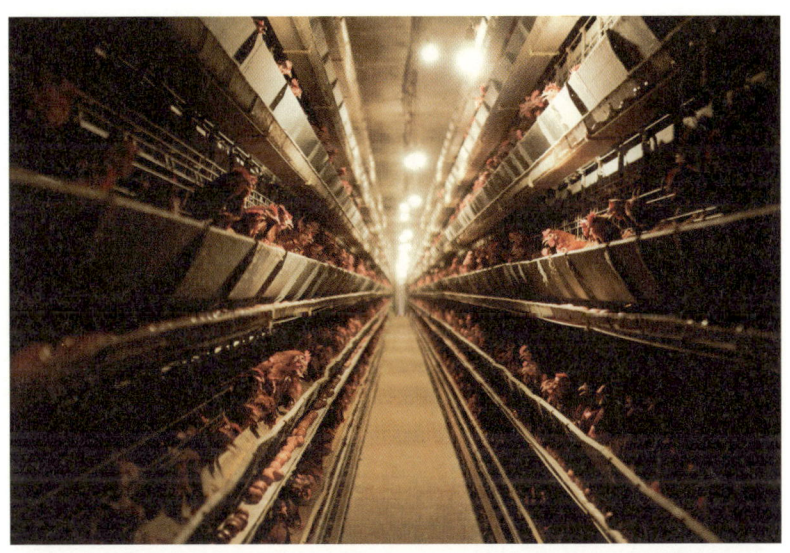

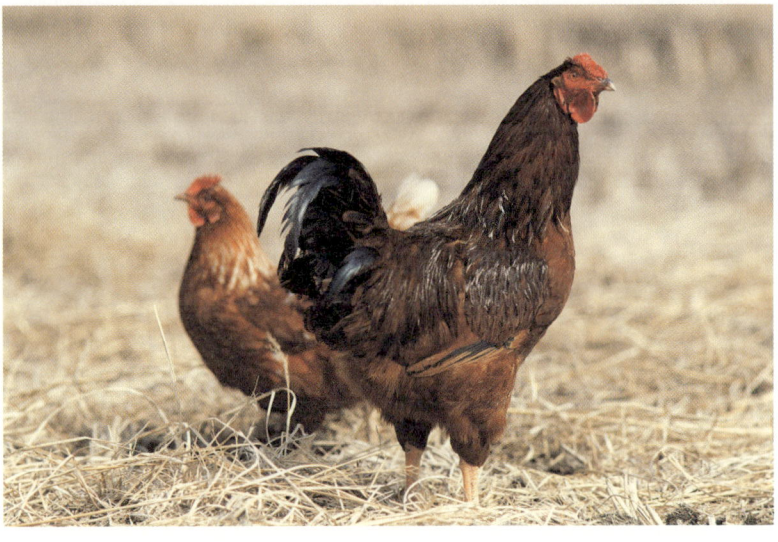

A4용지만한 공간에서 사는 양계장의 닭과 자유로이 다니는 토종닭의 건강 차이는 크다. 밀집한 공간에서 항생제와 사료를 먹는 생활을 하느냐, 자연적인 상태에서 골고루 섭취하고 적당한 운동을 하는가의 차이다.

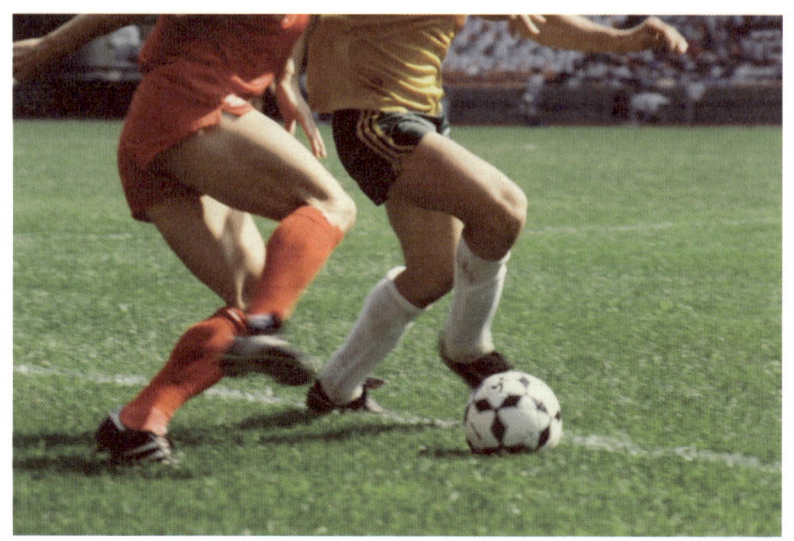

국가대표 선수들처럼 다양한 경험이 필요하다.

축구 선수가 부상이 무서워 경기하지 않으면 월드컵 경기에서 어떨지……. 평상시 실전 같은 연습과 시합을 많이 한다. 원정 경기를 하는 이유이다.

1년 동안 쉬면 경기를 더 잘할까? 아니면 다양한 팀과 경기하는 데 도움이 될까?
마스크 쓰기와 거리두기도 일시적으로는 효과가 있는 것처럼 보이나, 길게 보면 사람들의 면역력을 약화한다.
자연스럽게 접할 수 있는 기회를 잃게 된다. 그리고는 인공적으로 만든 백신 주사를 맞는다. 자연면역 획득과 인공면역 획득의 차이이다.

과일과 야채에서 천연 비타민을 섭취할 수 있는데 먹지 못하게 하고 공장에서 만든 합성 비타민 보조제를 복용하라는 것과 비슷하다. 효과는 자연적으로 섭취한 비타민이 훨씬 좋다.

손 씻고 미생물 검사해도
조금은 균이 남아 있다
미생물 실습 첫 시간 실험

요즘은 손 씻기를 자주 한다. 어디에 가든 손 씻는 요령을 한눈에 알 수 있게 붙여 놓았다. 우리 손은 여러 미생물이 살기에 좋은 환경이다. 밖에 노출이 되어 있고, 여기저기 접촉을 많이 하기 때문이다. 땀도 많이 나기 때문에 세균이 살기에는 좋은 환경을 갖추었다.

대학 시절 미생물 실습 시간에 손을 씻고 세균이 자라는 배지에 손을 대 배양하는 실험을 한 적이 있었다. 비누로 깨끗이 씻었다고 생각하지만, 실제 손을 대보면 약간의 균은 남아 있어 36도의 따듯한 인큐베이터(incubator, 배양기)에서 24시간 동안 배양을 하면, 어느새 집락을 형성해 듬성듬성 눈에 보일 정도로 자라 있다.

"와 정말 비누로 깨끗이 씻은 손에서 세균이 엄청나게 많아질 수도 있구나!"

실험 과정에서 이런 결과를 보고 놀랐다. 실제로 손의 균을 완전히 없앤다는 것은 어렵다. 수백 수천 가지의 미생물이 존재하는데, 아무리 꼼꼼하게 씻어도 세균이 하나도 남지 않는다는 건 불가능에 가깝다.

현장으로 위생 점검을 나가거나 식중독 검사할 때도 실험 결과와 별반 차이가 없다. 음식점의 칼, 도마, 행주 같은 조리 도구를 대상으로 검사하기도 하지만, 조리 종사자의 손에서 검사하기도 한다. 손바닥 모양의 배지에 손을 대고 있게 한 후, 하루 동안 배양하여 다음 날 리딩을 한다. 균은 어느새 자라 있다. 물론 균이 자란다고 잘못된 것이 아니다. 항상 균은 있으니까. 다만 그중에 정말 높은 병원성을 가진 세균이 있는지가 중요하다. 일반 미생물은 존재하더라도 우리 사람에게 큰 영향을 주지 않으니 염려할 필요는 없다.

몇 해 전 어느 프로에서 요리 과정에 맨손과 비닐장갑을 사용하는 차이를 분석하는 내용을 보았다. 비빔밥이나 나물을 무치는데 먼저 맨손으로 요리하는 대신 조리 전에 손을 씻고 조리했다. 또 한 번은 비닐장갑을 끼고 요리했다. 같은 재료로 맨손으로 요리한 음식과 장갑을 끼고 한 요리에 어떤 차이가 있는지 확인했다. 결론은 맨손으로 요리한 비빔밥과 나물이 맛있었다는 의견이 많았다. 이에 대해 손에 있는 미생물이 음식의 맛을 더 내 준 것으로 분석했다.

철저한 손 씻기는 병원의 수술실에서 먼저 시작했을 것이다. 병원에서 의사가 수술을 집도할 때 무균 장갑과 집기를 사용한다. 사람의 피부를 가르고, 혈관과 장기를 만지게 되는데 세균이 조금이라도 들어간다면 수술이 끝난 후에 감염률이 높아지기 때문이다. 장갑을 낀다 해도 그전에 손을 씻고 깨끗이 한 다음에 완전하게 멸균된 수술용 장갑을 끼고, 멸균한 집기를 잡는다. 이는 수술 중에 발생할 수 있는 세균 감염을 완전히 차단하기 위해서이다.

하지만 일상생활에서도 이 정도의 완벽한 차단이 꼭 필요할까?

우리는 일상생활에서도 세균에 감염될까 봐 손 씻기와 세정제 사용을 자주 한다. 그러나 지나친 것은 부작용도 뒤따른다. 손을 너무 자주 씻거나 소독을 하면 손에 있는 정상 상재균도 함께 사라진다. 우리 피부를 지키는 균들도 있기 때문이다.

지나친 손 씻기는 오히려 손의 피부와 건강에 좋지 않은 영향을 줄 수도 있다. 식사 전이나 조리 전, 외출 후 등 적절한 때에 알맞은 정도로 손을 씻는 것이 좋다. 손 소독제까지 과잉으로 사용하면 피부도 상하고, 피부의 방어력이 더 약해질 수 있다는 점도 꼭 기억해야 한다.

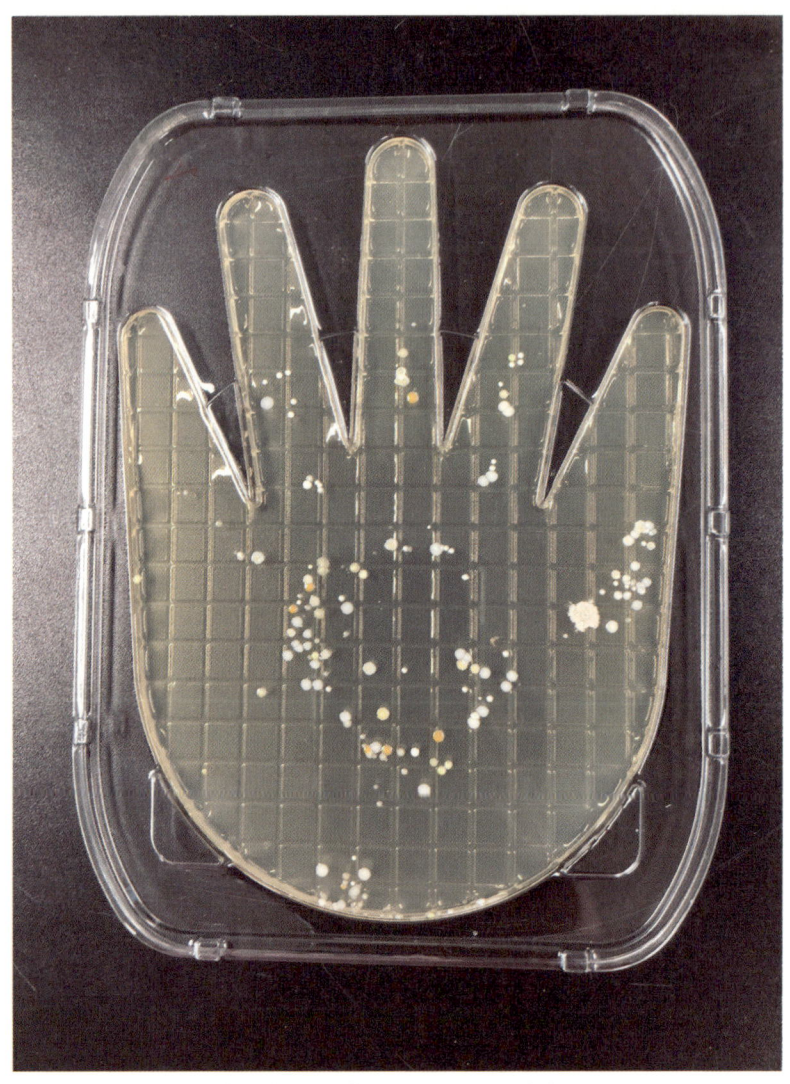

손바닥의 세균을 검사하는 핸드 플레이트

비누로 깨끗하게 손을 닦아도 배지에서 하루 동안 배양을 하면 세균이 나온다. 이것까지 없애려 너무 애쓰는 건 아닌지 생각해 보자.

매년 실시하는 언노운 테스트

"보건소 검사실 직원들은 다음에 있는 샘플 식중독 병원균들을 관찰한 후 어떤 병원균인지 알아맞혀 보세요."

보건소 검사실에서는 1년에 한 번씩 식중독 병원균 정도 관리 검사를 한다. 실제 식중독 원인을 일으키는 병원 균체를 가지고 어떤 병원균인지 맞히는 것이다. 콜레라, 장티푸스, 비브리오 콜레라 균등의 수인성, 식품 매개 감염병 원인균이다. 역량 교육의 형태이다 보니 정답을 모르는 상태로 번호만 표기되어 오기 때문에 눈으로는 어떤 균인지 알 수가 없다.

하루 동안 미생물을 키우는 몇 개의 배지에 배양하고, 자라난 성상을 보며 화학적 반응을 본 후에 최종 표기를 한다. 특성이 확실할 때는 쉽게 알아맞히기도 하지만, 가끔은 무슨 균인지 잘 나오지 않는 경우가 있어 한참을 고민하거나 다시 확인해 보는 일도 있다.

이처럼 인간이 바이러스나 병원균을 정확하게 포착하고 감염경로를 파악하기란 정말 쉽지 않다. 그런데도 우리는 파악하기 쉽지 않다는 이유로 선입견이나 색안경을 쓰고 단정을 내리는 경우도 적지 않다. 좋아하는 모임이나 조직 여부에 따라 감염병 가능성을 점치는 일도 있으니 말이다.

어떤 단체가 집회하면 감염병이 더 늘었다고 떠들고, 그 근처의 다른 단체가 하면 별 상관 없다는 듯이 조용하다. 감염병은 특정 종교나 정치 세력과 상관이 없다. 어쩌면 모든 사람에 평등하다. 대신 바이러스나 세균이 살기에 좋은 환경과 개인의 몸이면 쉽게 침투하고, 항체가 있거나 살기 어려운 환경, 또는 면역력이 강한 이에겐 정착하기 어렵다.

감염병 확산을 막는 데에는 정치적으로 보수인지 진보인지, 이쪽 종교인지 저쪽 단체인지, 어느 지역 사람인지의 편견으로 접근하면 엉뚱한 결과를 낳을 수 있다.

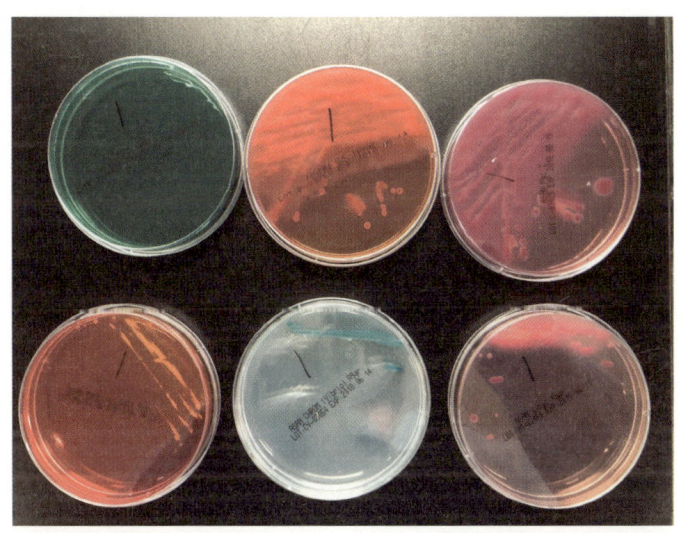

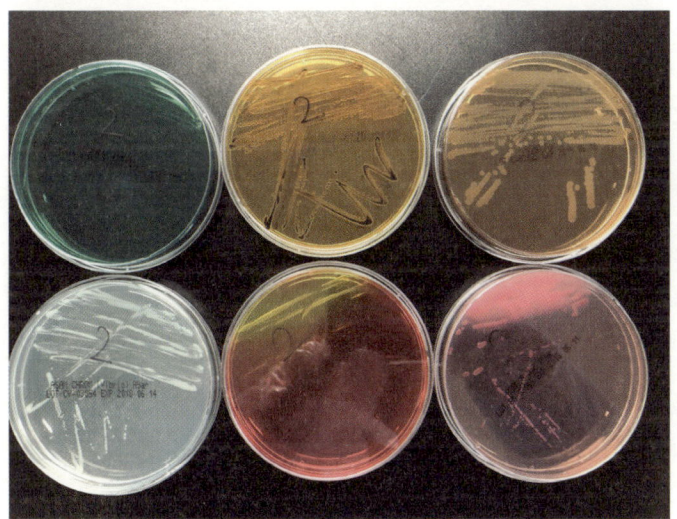

보건소 검사실에서 직접 배양해서 키운 식중독 원인균

미생물이 자란 배지의 색상은 예뻐 보인다. 그러나, 우리 몸속에 들어가면 생사가 왔다 갔다 하는 상황이 벌어진다. 보이는 것과 실제는 다르다.

백신의 효과는 있는 것일까?

"코로나 예방접종을 하신 분들도 백신접종과 상관없이 마스크를 착용해 주세요."

글을 쓰고 있는 지금도 대형 커피 매장에서 흘러나오는 안내 방송이다.

감염 예방을 위해 백신을 맞은 사람들도 마스크를 쓰고 다녀야 하는 상황이다. 뭔가 앞뒤가 맞지 않는다. 코로나바이러스에 대응하려고 주사를 맞은 것인데……

예방접종을 하면 약 2주 사이에 항체가 생긴다. 막아 내는 항체를 보유하고 있는지를 보려면 항체 검사를 해야 한다. 병원 검사장비에서 항체 검사를 해 보면 며칠 사이에 몇백의 수치가 나온다. 그럼 막아낼 수 있다는 것이다. (※ 일반인이 약국에서 사서 하는 신속 검사 키트는 항원 검사용 키트이다. 감염이 되었는지 보는 것이다.)

지난 책에서 예방접종 주사를 이야기할 때는 비교적 안전하다고 설명을 했다. 간혹 부작용이 나타나는 사람도 있지만, 대부분은 단점보다 장점이 많고 오랫동안 임상 시험과 연구를 해서 비교적 안전한 상황이었다. 하지만, 이번 코로나19에서는 다른 양상이다. 실제 효과가 있으면 백신을 접종하고 편하게 다녀야 할 텐데, 주사를 맞고도 마스크를 쓰고 거리두기를 한다. 뭔가 앞뒤가 맞지 않는다.

보통의 백신은 병원균을 사멸해서 주입하거나, 약화해서 사용하는 방식이다. 사멸한 병원균을 사용할 때 사백신, 병원균을 약화하거나 소량을 넣어 접종하는 것을 생백신이라 이야기한다.

이번 코로나 백신은 한 번 맞으면 면역력을 평생 얻는 백신이 아니다. 매년 맞는 독감 주사처럼 일회성이다. 독감 예방접종은 최근 몇 년 사이 유행했던 바이러스에 대한 백신으로 6개월의 효과를 생각한다. 겨울이 되기 전 10월 정도에 맞으면, 그해 겨울을 나는 것이다.

코로나19 유행에서는 1차 접종을 한 사람들에게 2차 접종을 하라고 권유하고 3차를 지나 4차 접종까지 이야기하고 있다. 보약을 먹듯이 이것을 맞으면 도움이 될 것처럼 전한다.

여러 번 맞는 예방주사 중에 B형 간염 백신이 있다. 3차까지 맞는다. 이것은 한 번 맞으면 대부분 평생 간다. 이중 간혹 맞고 나서도 항체가 생성되지 않는 사람이 있다. B형간염 예방접종을 했는데도 항체가 생기지 않는 무반응자이다. 접종해도 항체가 생기지 않는 사람과, 접종 당시에는 항체가 생겼지만, 시간이 갈수록 줄어 추후 검사 때 나타나지 않는 사람이다. 항체 검사에서 검사 결과는 항체가 없는 것으로 나온다. 재접종을 해도 항체가 안 생긴다면, 원래 항체가 생기지 않는 유형이다.

정확한 목표물이 있어야 정확한 무기를 만든다. 상대의 정체가 무엇인지 모르면 거기에 맞는 무기를 만들기 어렵다. 백신을 맞아도 안 맞은 것과 같고, 돌파 감염이라는 또 다른 비슷한 감염병에 걸렸다고 한다면 이 백신을 정말 꼭 맞아야 할까? 거기에 백신접종으로 인한 부작용과 사망자 사례 접수가 늘어나고 있다. 백신접종 부작용까지 대비해서 예산도 마련해 놓지만, 보상보다도 그런 일이 일어나지 않도록 최소화하는 것이 더욱 중요할 듯하다. 충분한 임상 시험과 누가 맞아야 할지를 개선할 필요가 있다.

코로나 감염병 발생 상황에서는 두 가지의 의견으로 나뉘었다. 백신을 하루빨리 맞고 싶어서 언제 맞을 수 있는지 기다리는 사람, 치사율도 높고 백신 부작용 때문에 맞고 싶지 않은 사람 이렇게 두 갈래로 나뉘었다.

백신을 맞고 싶은 사람은 일찍 맞추고, 맞기 싫은 사람은 맞추지 않는 방법도 있다. 접종을 원하는 사람은 항체가 형성되어 불안을 덜어 낼 수 있을 것이다. 심리적 효과도 있다.

접종하기 싫은 사람은 항체가 형성되더라도 찜찜함을 떨쳐 내기 어렵다. 혹시나 부작용이 생길까 봐 조마조마해서 오히려 마음의 병을 얻을 수도 있다.

어느 약이나 '플라세보 효과(Placebo effect)'가 존재한다. 임상 시험을 할 때 세 가지 집단으로 나누어 연구한다. 약을 투여한 집단, 약을 투여하지 않은 집단, 위약 집단이다. 위약(모양은 같은데 약 성분은 없는 가짜 약)을 먹고도 약을 먹은 것과 같은 효과를 내는 사람도 있다. 플라세보 효과를 본 것이다. 실제로 아무 효과가 없는 것인데도, 사람의 신념(마음가짐)에 의해 효과를 나타낸다는 것으로, 일종의 자기충족적 예언이다. 원효대사가 갈증

날 때 물을 시원하게 마시고 나중에 보니 해골 안에 든 물이었다는 것과 같은 것이다.

이와 반대로 효과가 있는데도 효과가 없다고 느끼는 경우도 있다. '역플라세보 효과(노시보 효과, Nocebo effect)'이다. 투약자가 치료에 대해 부정적인 선입견을 품는 것으로 인해 처방과는 무관한 좋지 않은 작용이 나오는 현상을 의미한다. 약을 먹었는데 효과가 낮거나 효과가 없는 것이다. 부작용이 생길까 봐 걱정하는 사람이 백신을 맞고 좋지 않은 반응이 날 수 있는 것이다.

백신접종을 개인의 선택에 따르는 것도 필요하다. 정말 치사율이 높거나 사회적으로 문제가 된다면 다르겠지만, 치사율이 낮고 중증도도 낮은 경우에는 개인의 의사 표현도 생각을 해야 한다.

백신을 맞아서 빨리 안정을 찾고 싶은 사람 먼저 맞고, 맞기 싫거나 상황 봐서 맞고 싶은 사람은 나중으로 하면 된다. 접종 약의 수급 정도에 따라 자연적으로 순차적 접종이 된다.

어르신 같은 분들의 고위험군에는 부작용의 단점보다는 항체 형성의 장점이 있어 접종하는 것이 나을 수 있다. 그러나, 1명의 사망자도 없는 20세 이하와 10,000명의 양성자 중에 1명 사망하는 정도의 20대 30대의 경우 꼭 맞아야 하는지 생각을 해 보자. 부작용의 손해가 더 클 것이다.

결국 이렇게 많은 예방접종은 제약회사의 이익을 채워 줄 수 있다. 약이 싼 가격도 아니다. 예산이 어마어마하다.

꼭 백신접종 말고 자연적으로 항체를 얻을 수도 있다. 이미 자연적으로 얻은 사람은 맞지 않아도 된다. 자연적으로 항원을 만나 항체가 생길 수 있는 기회를 차단하는 것은, 과일이나 채소를 못 먹게 하고 비타민을 약을 먹거나 주사로 맞추는 것과 비슷하다.

아스피린은 혈소판 응집을 저해, 혈관 폐쇄를 예방하거나 지연시키는 효과가 있어 이를 통한 협심증, 심근경색증, 뇌졸중 등의 혈관 질환 예방에 효과적인 약이다. 또한 쉽게 구할 수 있고, 가격이 저렴하면서도 그 효과는 상당히 좋은 약이다.

주의할 점은 아스피린이 위궤양이나 뇌출혈의 위험성을 높일 수 있다는 점이다. 특히 장기적인 아스피린 복용자가 교통사고 등으로 인한 출혈 시 아스피린의 혈액 항응고 작용이 지혈을 방해, 위출혈 및 뇌출혈 등을 진전시킬 수도 있다.

채혈할 때 바늘이 피부를 뚫고 혈관 속을 들어갔다 나온다. 미미한 작은 출혈이 난다. 대부분은 잠시 후 이 출혈이 멈추지만, 가끔 아스피린 같은 약을 드시는 분은 쉽게 멈추지 않는다. 이때 오래 지혈을 하게 하거나 혈액 응고가 빨리 될 수 있는 물질이 묻어 있는 특수 밴드를 붙인다.

평상시에는 관찰하면서 볼 수 있지만, 아스피린을 복용하던 사람이 갑작스러운 교통사고가 난다면 출혈이 멈추지 않아 목숨이 위험할 수 있다. 수술을 앞두고 5일이나 7일 전부터 아스피린 같은 항응고제를 복용하지 않게 하는 것이 이런 이유이다.

모든 사람이 먹어야 하는 것은 아니다. 먹을지 안 먹을지 선택을 할 수 있는 최소한의 자유를 존중해 주는 것도 생각해 볼 문제이다.

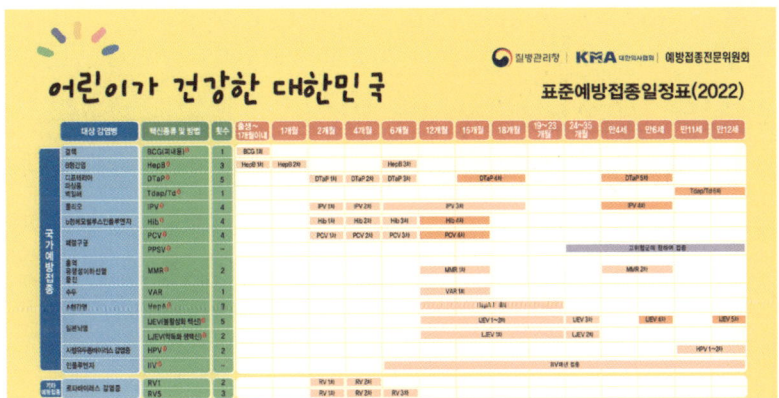

예방접종 일정표

출처: 질병관리청 예방접종 도우미 홈페이지
https://nip.kdca.go.kr/irgd/manage.do?service=getAcbbs
View&BBSSEQNUM=145&GRPID=nip&BRDCOD
=form&SEARCHTYPE=&SEARCHWORD=&CURPAGE=1

요즘 아이들은 태어나면서부터 많은 예방접종을 받는다. 주사 항목을 기억하기도 쉽지 않다. 막상 아이가 태어나면 어디까지 접종해야 할지 고민이 들게 만든다.

세상은 넓고 바이러스는 많다
– 바이러스와의 공존(위드 코로나)

　법정 감염병 종류만 해도 수십 가지 이상이다. 평상시 관리해야 할 감염병이 많은데 신기하게도 바이러스 대유행이 시작되면 세상에 그 바이러스만 있고 다른 바이러스는 사라진 듯하다.

　코로나19 바이러스가 대유행하는 동안 바이러스 이외의 수많은 병원성 미생물이 어딘가로 숨어 버린 것일까? 유행한 한 바이러스를 피해 멀리 도망간 것일까?

　이 세상에는 수천수만 가지의 세균과 바이러스가 공존하고 있다. 우리가 몸을 지탱하고 걸어 다니는 길 위의 흙에도, 씻고 마시는 물에도, 매 순간 우리 몸에 들락거리며 숨 쉬는 공기 중에도 미생물은 존재하고 활동하고 있다.

　수많은 미생물은 우리에게 도움을 주기도 하고, 질병을 일으켜 힘들게 하기도 한다. 때론, 목숨을 위협하고 앗아갈 때도 있다. 그럼에도, 모든 미생물을 없애거나 우리 마음대로 통제하고 관리하기는 어렵다. 대자연 속에서 미생물과 다양한 균들은 인간과 함께 적정선에서 어울려 살아가는 것이 필요하다.

균형점이 각별하다. 어느 한 가지를 없애면 다른 한 가지가 늘어난다. 먹이 사슬이나 먹이 피라미드를 보면 상위의 어떤 동물이 사라지면 아래의 다른 동물이 늘어나 생태계 균형이 깨지기 쉽다.

1950년대에 중국에서 있었던 일이다. 식량난이 줄어들자 원인을 분석해 본 결과 늘어난 참새떼 때문이었다. 중국 지도부는 '참새는 해로운 새다'라며 곡식을 먹어 벼의 쌀 수확량을 줄게 하는 참새를 모조리 잡게 했다. 몇 년 후 쌀 생산량이 오히려 더 줄었다. 왜일까? 참새는 곡식을 쪼아 먹기도 하지만 해충도 잡아먹는다. 해충을 없애 줄 참새가 줄어 해충으로 인해 곡식 수확량이 더 크게 줄었던 것이다. 이로 인해 대기근이 발생하고, 수천만 명이 기근으로 사망했다.

미생물들도 다르지 않을 것이다. 인위적인 조치를 통해 특정한 한 가지의 미생물만 죽이려 했지만, 결과적으로 다른 것까지 함께 사라지거나 영향을 미칠 수 있다.

고향에 계신 우리 부모님은 지금도 자연을 이용하고, 미생물 활용을 많이 하신다. 농사에도 천적을 이용해 농약을 덜 하면서 잔류 농약을 줄이는 효과를 얻는다. 미생물의 발효 방법을 이용해 김치, 된장 등을 만드신다. 음식은 동물의 먹이로 주고, 거름으로 사용하기도 하신다.

이렇게 하면 물의 오염이 덜하다. 조금씩 나오는 생활 폐수는 도랑을 지나는 동안 냇가를 가기 전에 분해되어 해를 끼치지 않는다. 분리수거도 하시면서 쓰레기도 거의 나오지 않게 자연과 공존하며 평생을 살아가신다.

자연과 함께 살아가는 삶의 지혜다.

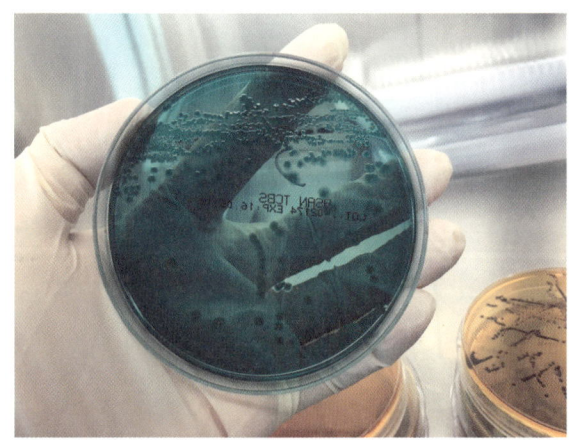

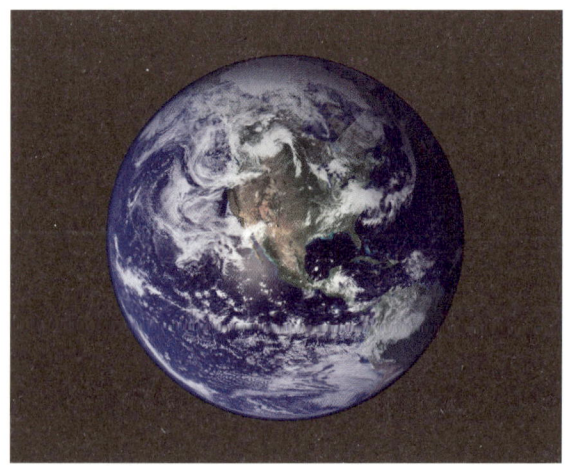

지구 사진 출처: pixabay

미생물 배양검사를 할 때 미생물을 키우는 배지는 지구와 닮은 듯이 보인다.
'지구는 우리를 어떻게 생각할까?'
우리가 생활하는 지구에서 인간은 유익균일까? 해로운 균일까?

※ 참고: 법정 감염병의 종류
　　(보건의료인 이외의 일반인도 한 번쯤은 눈여겨볼 만한 감염병 이름들이다.
　　우리는 평상시에도 이렇게 많은 감염병을 예방하며 피해 다닌다.)

감염병의 예방 및 관리에 관한 법률(약칭: 감염병예방법)

[시행 2022. 1. 13.] [법률 제17893호, 2021. 1. 12., 타법개정]

제1장 총칙

제1조(목적) 이 법은 국민 건강에 위해(危害)가 되는 감염병의 발생과 유행을 방지하고, 그 예방 및 관리를 위하여 필요한 사항을 규정함으로써 국민 건강의 증진 및 유지에 이바지함을 목적으로 한다.

제2조(정의) 이 법에서 사용하는 용어의 뜻은 다음과 같다. 〈개정 2010. 1. 18., 2013. 3. 22., 2014. 3. 18., 2015. 7. 6., 2016. 12. 2., 2018. 3. 27., 2019. 12. 3., 2020. 3. 4., 2020. 8. 11., 2020. 12. 15.〉

1. "감염병"이란 제1급감염병, 제2급감염병, 제3급감염병, 제4급감염병, 기생충감염병, 세계보건기구 감시대상 감염병, 생물테러감염병, 성매개감염병, 인수(人獸)공통감염병 및 의료관련감염병을 말한다.

2. "제1급감염병"이란 생물테러감염병 또는 치명률이 높거나 집단 발생의 우려가 커서 발생 또는 유행 즉시 신고하여야 하고, 음압격리와 같은 높은 수준의 격리가 필요한 감염병으로서 다음 각 목의 감염병을 말한다. 다만, 갑작스러운 국내 유입 또는 유행이 예견되어 긴급한 예방·관리가 필요하여 질병관리청장이 보건복지부장관과 협의하여 지

정하는 감염병을 포함한다.

    가. 에볼라바이러스병
    나. 마버그열
    다. 라싸열
    라. 크리미안콩고출혈열
    마. 남아메리카출혈열
    바. 리프트밸리열
    사. 두창
    아. 페스트
    자. 탄저
    차. 보툴리눔독소증
    카. 야토병
    타. 신종감염병증후군
    파. 중증급성호흡기증후군(SARS)
    하. 중동호흡기증후군(MERS)
    거. 동물인플루엔자 인체감염증
    너. 신종인플루엔자
    더. 디프테리아

3. "제2급감염병"이란 전파가능성을 고려하여 발생 또는 유행 시 24시간 이내에 신고하여야 하고, 격리가 필요한 다음 각 목의 감염병을 말한다. 다만, 갑작스러운 국내 유입 또는 유행이 예견되어 긴급한 예방·관리가 필요하여 질병관리청장이 보건복지부장관과 협의하여 지정하는 감염병을 포함한다.

가. 결핵(結核)

나. 수두(水痘)

다. 홍역(紅疫)

라. 콜레라

마. 장티푸스

바. 파라티푸스

사. 세균성이질

아. 장출혈성대장균감염증

자. A형간염

차. 백일해(百日咳)

카. 유행성이하선염(流行性耳下腺炎)

타. 풍진(風疹)

파. 폴리오

하. 수막구균 감염증

거. b형헤모필루스인플루엔자

너. 폐렴구균 감염증

더. 한센병

러. 성홍열

머. 반코마이신내성황색포도알균(VRSA) 감염증

버. 카바페넴내성장내세균속균종(CRE) 감염증

서. E형간염

4. "제3급감염병"이란 그 발생을 계속 감시할 필요가 있어 발생 또는 유행 시 24시간 이내에 신고하여야 하는 다음 각 목의 감염병을 말한다. 다만, 갑작스러운 국내 유입 또는 유행이 예견되어 긴급한 예방·관리

가 필요하여 질병관리청장이 보건복지부장관과 협의하여 지정하는 감염병을 포함한다.

　　　가. 파상풍(破傷風)
　　　나. B형간염
　　　다. 일본뇌염
　　　라. C형간염
　　　마. 말라리아
　　　바. 레지오넬라증
　　　사. 비브리오패혈증
　　　아. 발진티푸스
　　　자. 발진열(發疹熱)
　　　차. 쯔쯔가무시증
　　　카. 렙토스피라증
　　　타. 브루셀라증
　　　파. 공수병(恐水病)
　　　하. 신증후군출혈열(腎症侯群出血熱)
　　　거. 후천성면역결핍증(AIDS)
　　　너. 크로이츠펠트-야콥병(CJD) 및 변종크로이츠펠트
　　　　　-야콥병(vCJD)
　　　더. 황열
　　　러. 뎅기열
　　　머. 큐열(Q熱)
　　　버. 웨스트나일열
　　　서. 라임병

어. 진드기매개뇌염

　　　저. 유비저(類鼻疽)

　　　처. 치쿤구니야열

　　　커. 중증열성혈소판감소증후군(SFTS)

　　　터. 지카바이러스 감염증

5. "제4급감염병"이란 제1급감염병부터 제3급감염병까지의 감염병 외에 유행 여부를 조사하기 위하여 표본감시 활동이 필요한 다음 각 목의 감염병을 말한다.

　　　가. 인플루엔자

　　　나. 매독(梅毒)

　　　다. 회충증

　　　라. 편충증

　　　마. 요충증

　　　바. 간흡충증

　　　사. 폐흡충증

　　　아. 장흡충증

　　　자. 수족구병

　　　차. 임질

　　　카. 클라미디아감염증

　　　타. 연성하감

　　　파. 성기단순포진

　　　하. 첨규콘딜롬

거. 반코마이신내성장알균(VRE) 감염증
너. 메티실린내성황색포도알균(MRSA) 감염증
더. 다제내성녹농균(MRPA) 감염증
러. 다제내성아시네토박터바우마니균(MRAB) 감염증
머. 장관감염증
버. 급성호흡기감염증
서. 해외유입기생충감염증
어. 엔테로바이러스감염증
저. 사람유두종바이러스 감염증

6. "기생충감염병"이란 기생충에 감염되어 발생하는 감염병 중 질병관리청장이 고시하는 감염병을 말한다.

7. 삭제 〈2018. 3. 27.〉

8. "세계보건기구 감시대상 감염병"이란 세계보건기구가 국제공중보건의 비상사태에 대비하기 위하여 감시대상으로 정한 질환으로서 질병관리청장이 고시하는 감염병을 말한다.

9. "생물테러감염병"이란 고의 또는 테러 등을 목적으로 이용된 병원체에 의하여 발생된 감염병 중 질병관리청장이 고시하는 감염병을 말한다.

10. "성매개감염병"이란 성 접촉을 통하여 전파되는 감염병 중 질병관리청장이 고시하는 감염병을 말한다.

11. "인수공통감염병"이란 동물과 사람 간에 서로 전파되는 병원체에 의하여 발생되는 감염병 중 질병관리청장이 고시하는 감염병을 말한다.

12. "의료관련감염병"이란 환자나 임산부 등이 의료행위를 적용받는 과정에서 발생한 감염병으로서 감시활동이 필요하여 질병관리청장이 고시하는 감염병을 말한다.

13. "감염병환자"란 감염병의 병원체가 인체에 침입하여 증상을 나타내는 사람으로서 제11조제6항의 진단 기준에 따른 의사, 치과의사 또는 한의사의 진단이나 제16조의2에 따른 감염병병원체 확인기관의 실험실 검사를 통하여 확인된 사람을 말한다.

14. "감염병의사환자"란 감염병병원체가 인체에 침입한 것으로 의심이 되나 감염병환자로 확인되기 전 단계에 있는 사람을 말한다.

15. "병원체보유자"란 임상적인 증상은 없으나 감염병병원체를 보유하고 있는 사람을 말한다.

15의2. "감염병의심자"란 다음 각 목의 어느 하나에 해당하는 사람을 말한다.

    가. 감염병환자, 감염병의사환자 및 병원체보유자(이하 "감염병환자등"이라 한다)와 접촉하거나 접촉이 의심되는 사람(이하 "접촉자"라 한다)

나. 「검역법」 제2조제7호 및 제8호에 따른 검역관리지역 또는 중점검역관리지역에 체류하거나 그 지역을 경유한 사람으로서 감염이 우려되는 사람

다. 감염병병원체 등 위험요인에 노출되어 감염이 우려되는 사람

16. "감시"란 감염병 발생과 관련된 자료, 감염병병원체·매개체에 대한 자료를 체계적이고 지속적으로 수집, 분석 및 해석하고 그 결과를 제때에 필요한 사람에게 배포하여 감염병 예방 및 관리에 사용하도록 하는 일체의 과정을 말한다.

16의2. "표본감시"란 감염병 중 감염병환자의 발생빈도가 높아 전수조사가 어렵고 중증도가 비교적 낮은 감염병의 발생에 대하여 감시기관을 지정하여 정기적이고 지속적인 의과학적 감시를 실시하는 것을 말한다.

17. "역학조사"란 감염병환자등이 발생한 경우 감염병의 차단과 확산 방지 등을 위하여 감염병환자등의 발생 규모를 파악하고 감염원을 추적하는 등의 활동과 감염병 예방접종 후 이상반응 사례가 발생한 경우나 감염병 여부가 불분명하나 그 발병원인을 조사할 필요가 있는 사례가 발생한 경우 그 원인을 규명하기 위하여 하는 활동을 말한다.

18. "예방접종 후 이상반응"이란 예방접종 후 그 접종으로 인하여 발생할 수 있는 모든 증상 또는 질병으로서 해당 예방접종과 시간적 관련성이 있는 것을 말한다.

19. "고위험병원체"란 생물테러의 목적으로 이용되거나 사고 등에 의하여 외부에 유출될 경우 국민 건강에 심각한 위험을 초래할 수 있는 감염병병원체로서 보건복지부령으로 정하는 것을 말한다.

20. "관리대상 해외 신종감염병"이란 기존 감염병의 변이 및 변종 또는 기존에 알려지지 아니한 새로운 병원체에 의해 발생하여 국제적으로 보건문제를 야기하고 국내 유입에 대비하여야 하는 감염병으로서 질병관리청장이 보건복지부장관과 협의하여 지정하는 것을 말한다.

21. "의료·방역 물품"이란 「약사법」 제2조에 따른 의약품·의약외품, 「의료기기법」 제2조에 따른 의료기기 등 의료 및 방역에 필요한 물품 및 장비로서 질병관리청장이 지정하는 것을 말한다.

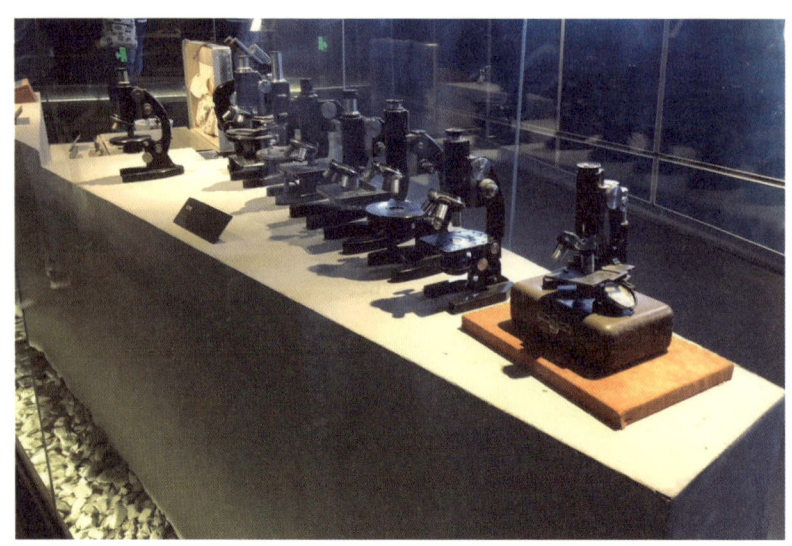

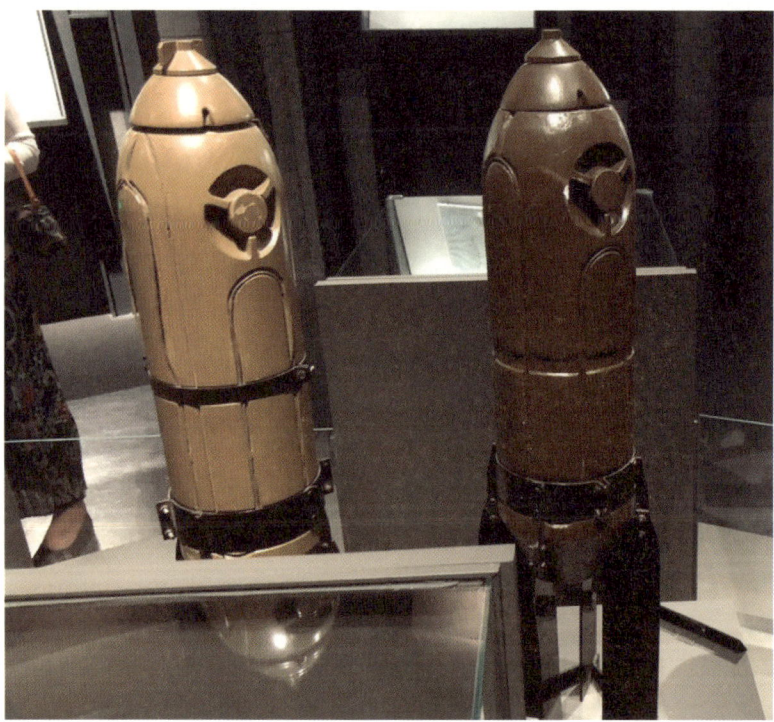

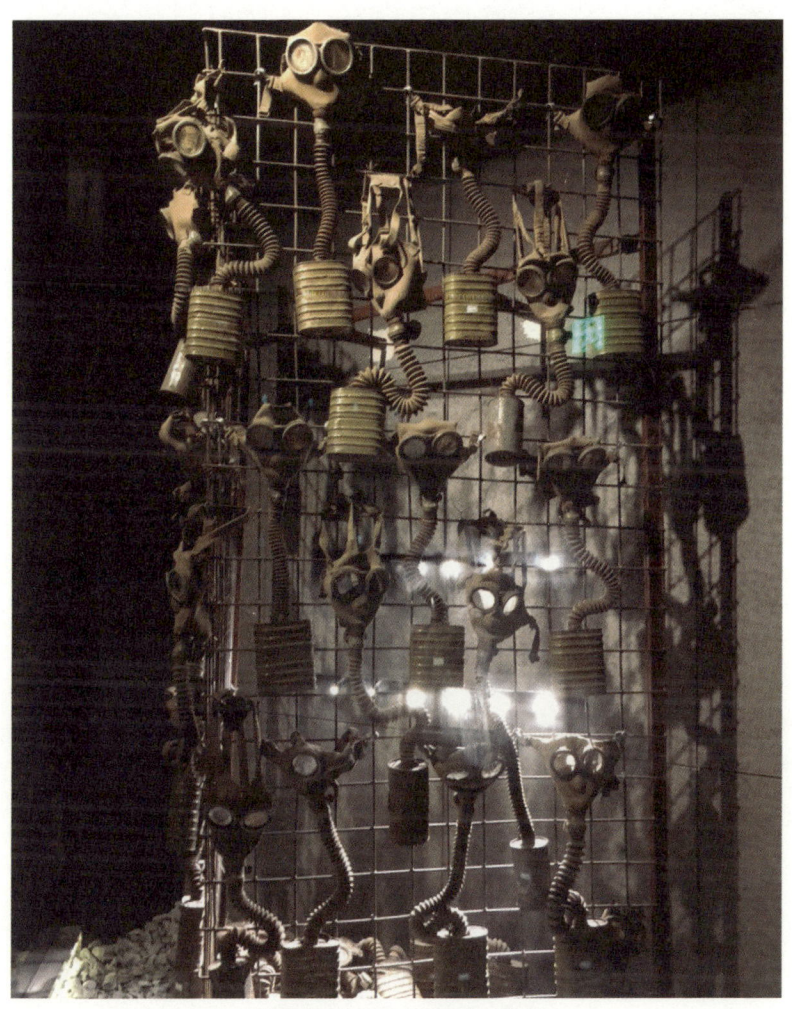

직접 가본 731부대 마루타 실험실

자연적으로 발생하는 감염병도 있지만, 의도적인 조작에 의해 치명률이 높게 만들어지기도 한다. 생물테러 대비업무를 하는 이유이다.

당시 사용했던 검사실 기기들을 보면, 충분히 대량 살상 무기를 만들 수 있었다. 현미경, 배양기, 원심분리기 등은 요즘 기기와 큰 차이가 없어 보였다. 이때가 1930년대라니 더욱 놀라웠다.

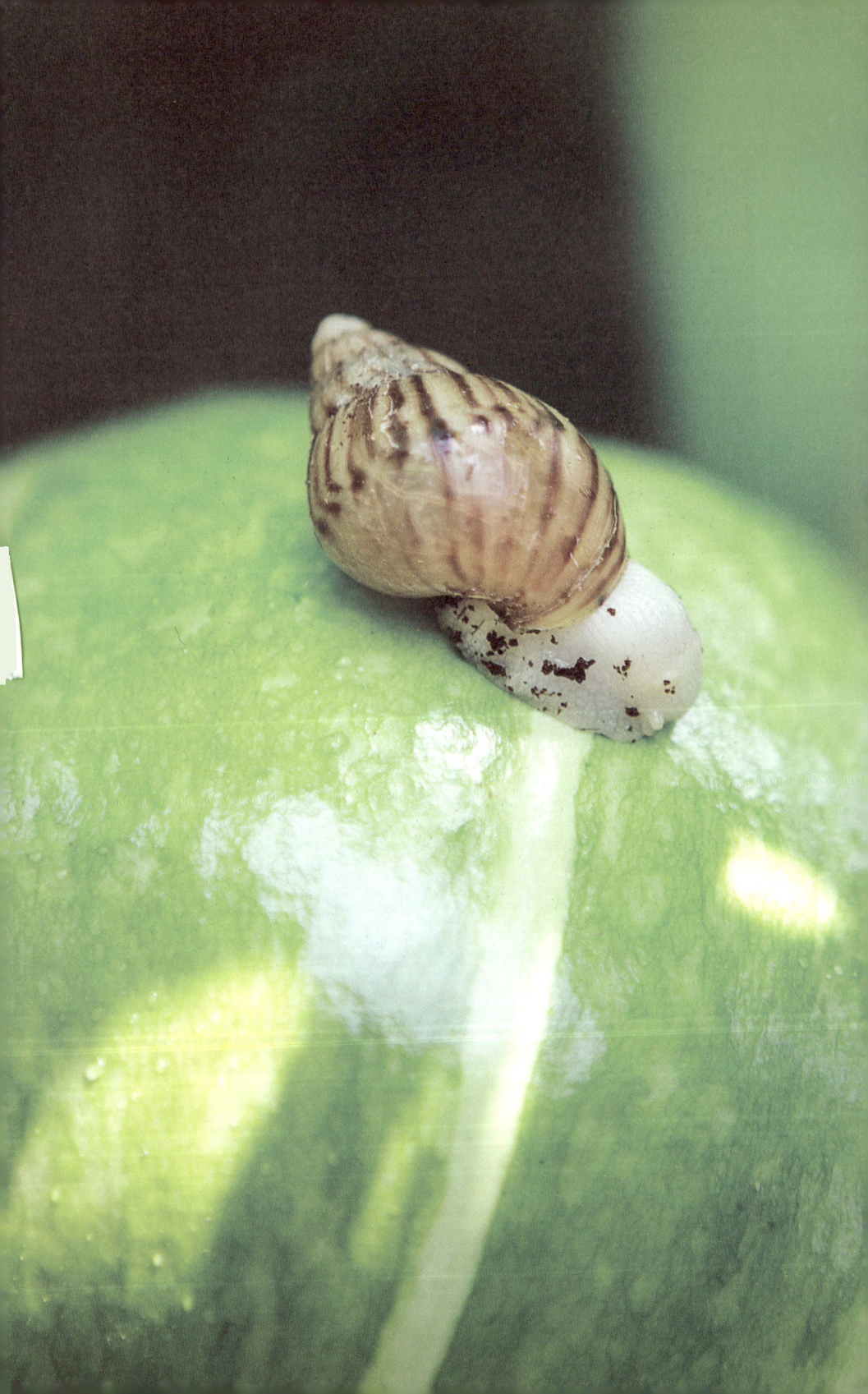

PART 03

감염병으로부터 피해를 줄이는 지혜

감염병에는 초기 대응이 중요하다

집단 식중독 발생 신고는 금요일 퇴근 시간이나 주말, 공휴일에 많다. 신고할까 말까 망설이다가 퇴근 시간쯤에 하는 분도 있고, 주말에 증상이 나타나 연락하기도 한다. 식중독 발생 신고를 받으면 즉시 대책반이 출동한다.

다른 감염병이 발생했을 때도 한시가 급하게 현장 역학조사와 검체 채취를 하러 간다. 속도전이 중요하다. 이는 환자의 상태도 중요하거니와 무엇이 원인인지와 어떤 경로로 전파될지 모르기 때문이다.

집단 식중독같이 국내 식당이나 소규모로 발생하는 경우와는 다르게 해외 유입 감염병인 경우 매일 집중 모니터링을 하고 있다. 해외 장티푸스 발생 지역에 다녀온 분들에게 보건소에서 이상 있는지, 여부를 확인하기 위해 체크하고 있다.

해외여행이나 활동 중 감염병 발생 지역에서 들어올 때는 특별히 공항 검역소에서 꼼꼼하게 확인한다. 검역 활동이 강화되면 해당 국가에 미안할 수도 있고 국가에 방문하는 사람들은 어느 정도 불편함이 있을 수 있다. 그러나, 진짜 위험한 감염병이 생겼을 때는 그 지역에서 들어오는 사람을 완전히 차단해야 한다.

 2020년 1월 코로나19 첫 환자 발생 이후 한 달이 지나도록 해당 지역에서 비행기로 수많은 사람이 왕래했다. 어느 정도 위험성이 있는지 모르지만, 초기에 유입을 막는 것이 중요하다. 일단 국내에 들어오고 나면 막기 어렵다.

 감기도 초기에 잘 막아 내면 일찍 낫듯이, 국가 방역에도 초기 대응이 중요하다. 해외 발생 상황을 모니터링하고, 즉시 대처하는 발 빠른 대응이 필요하다.

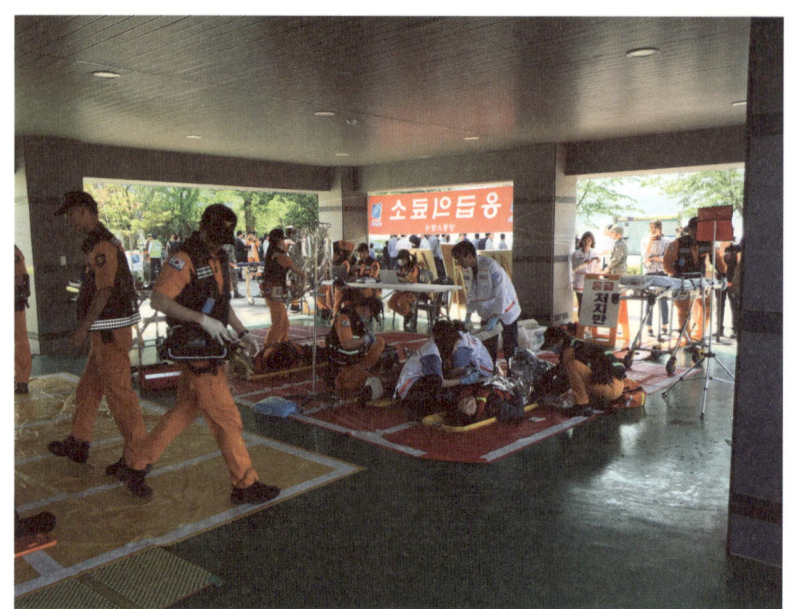

재난대비 훈련에서 응급의료소 내부의 상황

재난 상황에도 감염병에도 초기 대응이 중요하다. 신속한 출동과 함께 중증도 분류를 잘 해야 의료자원을 효율적으로 사용할 수 있다.

방역 물품 관리도 전쟁대비 동원 조사처럼
평상시 비축, 재고 조사, 비상시 해외로 빠져나가는지

나는 전쟁이 일어날 경우를 대비해 '전쟁대비 충무계획'이라는 업무를 10여 년간 겸한 적이 있다. 전쟁 전부터 전쟁하는 동안 그리고 전쟁 이후의 사회 복구까지의 상황을 매뉴얼로 만들고 1년에 한 번은 실제 상황처럼 을지훈련을 한다. 적이 대한민국을 침략했을 때를 가상으로 모든 공공기관, 유관기관, 군부대들이 모두 합동 훈련을 한다.

국방백서가 아니라도 여러 매뉴얼에 우리의 주적은 나와 있다. 물론 같은 민족에게 총을 겨누는 일은 없어야 한다. 그럼에도 우리나라는 아직 휴전 상태이다. 주변 국가와 어떤 상황이 벌어질지 모른다.

2020년 국방백서에 '우리 군은 대한민국의 주권·국토·국민·재산을 위협하고 침해하는 세력을 우리의 적으로 간주한다'고 기술되어 있다. '주적'은 우리나라에 위협을 주는 단체나 나라를 말한다. 적을 확실히 알아야 적의 침략을 대비해 어떤 준비를 할지 알 수 있다. 지피지기(知彼知己)면 백전무패(百戰無敗)이다.

요즘은 1년에 한 번 하는 을지훈련도 다른 나라의 눈치를 보며, 연합 훈련을 할지 말지 미루고 최소화한다. 주변 상황도 고려해 봐야 하겠지만, 우리나라의 생존을 위해서는 내부적인 훈련이 필요하다.

만약의 상황에 대비해서 1년에 한 번 전쟁대비 동원 자원을 조사하는데, 전쟁이나 비상시에 사용할 수 있는 물자를 확인하는 것이다. 여기에는 건물, 식량, 차량 등의 물품부터 징집할 남자들까지 모두 포함돼 있다. 전쟁이 나면 젊은 남자는 싸우기 위해 가장 먼저 동원한다는 이야기가 그저 농담이 아닌 걸 알 수 있다.

훈련 때 보건소에서도 전쟁 발발 시 관내에서 사용할 수 있는 병원과 병실 수, 의료 물품들을 확인한다. 어떤 약품을 얼마큼 사용할 수 있는지와 물이나 라면 비상식량 등의 식료품을 점검한다. 군용으로 표시해 군수품으로 보내기도 하지만, 일반 국민에게도 어느 정도 지급할지를 미리 대비해 놓는 것이다. 심지어는 대피 경로와 대피 장소도 미리 정해 놓는다. 우왕좌왕하지 않게 하기 위해서이다.

비상시를 대비하여 체계적인 매뉴얼들이 준비돼 있다. 물론 세팅된 매뉴얼대로 꼭 되기 어렵더라도 최대한 많은 사람의 생명을 구하고 도울 수 있도록 다양한 상황에 따라 미리 준비해 놓는 것이다. 아무 대비를 하지 않은 것보다는 효과가 분명 있다고 생각한다.

감염병 관리에도 대규모 훈련이 필요하다. 또한 만약을 위한 물품을 준비해야 한다. 이미 준비하고는 있지만, 조금은 형식적이면서 담당자와 일부 직원만의 행사로 끝나는 경우가 있다. 매뉴얼도 현실과는 먼 내용도 있다.

사고 나는 것을 사전에 모두 예방하기는 어렵다. 다만, 미리 대비하고 준비하는 것은 충분히 할 수 있다. 감염병의 경우 자주 일어나는 것은 아니기에 어느 정도 준비하고 대비해야 할지는 정확하게 가늠하기란 쉽지 않은 일이다. 너무 많이 비축해 놓으면, 재고만 쌓이고 유효 기간이 지나 버리게 된다. 부족하면 비상시에 사용할 물품을 아껴 쓰거나 출동을 못 할 수도 있다.

만약 전파력과 치사율이 높은 감염병에 대한 현장 출동을 한다면 물품을 아껴 쓰기 위해 썼던 보호복과 마스크 장갑을 다시 사용하기는 위험한 일이다. 감염을 철저하게 대비해 장갑도 이중으로 끼고, 벗을 때도 주변에 오염되지 않게, 입을 때보다 더욱 신경 쓰면서 조심스럽게 벗는 상황이다.

지난 2020년 코로나19 대유행 전에는 2015년 메르스 사태 이후부터 사들인 감염병 대비 물품이 유효 기간 가까이 쌓여 있었다. 너무 많아서 일부는 유효 기간 지나 버려야 하는 거 아닌가 싶을 정도였다. 불행인지 다행인지 비축된 물자는 코로나 대유행을 겪으며 빠르게 활용되고 소진되었다.

모든 물품이 바로 소진되는 것은 아니라서 여유가 있는 물품의 경우 일반인과 나누어 사용해도 될 것이다. 공적인 업무를 위해 필요한 물품이 있지만, 바로 소진되는 것은 아니기에 조금씩 나누면 며칠은 지낼 수 있다. 그 사이에 공장에서 만들어 공급되기에 미리 들어올 양만 확보된다면 미리 비축된 양을 일부 공유하는 것도 도움이 될 듯하다.

코로나19 발생 후 중국에서는 마스크가 품귀 현상을 빚었다. 우리나라 역시 2020년 1월에 코로나19 첫 환자가 발생하면서 마스크 수요가 급격히 늘었다. 그러나 이미 마스크를 대량으로 해외로 판매하는 일이 있었다. 해

외에 판매한 사람은 몇 배의 이득을 봐서 지갑이 두둑해졌을 수도 있지만, 국내에서는 마스크 대란이 일어났다. 평상시 같으면 수출이라 외화를 버는 것이지만 비상시에는 밀반출로 빼돌리는 것과 같은 상황이 되었다.

물론 마스크는 금방 만들 수 있어서, 얼마의 기간 후 안정적으로 공급이 되었다. 이후에는 마스크 공급이 너무 많아 가격도 내려가고 재고가 넘치는 상황이다.

전쟁이 나면 조짐이 보일 때부터 군수 물자와 함께 비상 물품은 해외로 보낼 수가 없다. 이건 다른 나라도 마찬가지이다. 일단 자국의 안정을 우선으로 한다. 검사실 같은 경우에는 검사장비나 시약을 사들이기 어렵다. 대부분이 해외 수입품이기 때문이다. 하지만 아직 국산화된 제품을 찾아보기 어렵다. 의료 장비와 물품이 대부분 그렇다.

전쟁이 났을 때는 사상자가 많이 발생한다. 그러나 병원에 의료 물품이 비축돼 있지 않다면 많은 사망자와 환자가 치료받기 어려운 상황이다. 피해는 불 보듯 뻔하다. 그래서 미리 몇 달 정도는 재고 겸 비축을 해 놓는다.

감염병 관리에도 이렇게 사전 대비가 필요하다. 무조건 많은 물량을 가지고 있기보다 적절한 분량 안배와 적절한 시기의 교환 및 분배가 필요하다. 한쪽에서는 부족해서 대란이 일어나고 한쪽에서는 남아서 버리는 일은 없게 해야겠다. 그것이 평상시에 할 일이다. 대유행이 일어난 상황에 부랴부랴 준비하는 것은 이미 늦은 감이 있다.

'주적'은 우리를 공격하는 어떤 국가가 아니라 재난이나 감염병일 수 있다. 어쩌면 전쟁보다 재난과 감염병 대유행으로 희생하는 목숨이 더 많다.

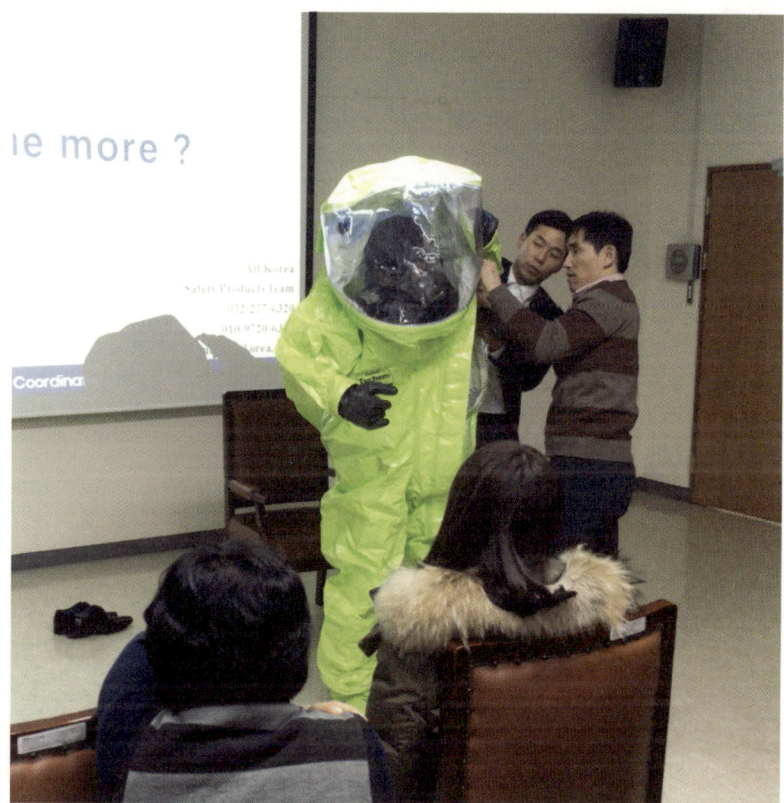

보호복 중에 가장 높은 단계의 레벨 A 보호복 착용 모습

감염병에서 생물테러 검체처럼 매우 위험한 병원체를 검사하러 갈 때 레벨 A 보호복을 착용한다. 우주복처럼 생겨서 혼자서는 입고 벗기 어려워 옆에서 도와줘야 착복이 가능하다. 냉각 조끼와 골전도 무전기, 산소통 등을 메고 두꺼운 장화와 장갑을 끼고 이동하며, 검체 채취를 하기에도 조작이 쉽지 않다.

생물테러 대비훈련을 하거나 영화에 나오는 소품 같은 이 보호복을 볼 때마다 '이 옷을 입을 일이 없어야지' 하는 마음이 든다.

중증도 분류, 우선순위를 생각하자

조심하고 예방을 한다 해도 아프듯이, 사고나 재난이 언제 어디서든 일어난다. 재난 상황에 한정된 자원을 어떻게 활용하는가가 최대의 관건이다. 시간과 자원이 한정적이기 때문이다.

시간과 인력, 의료 자원이 충분하거나 무한정 공급된다면 급히 서두를 일도 매뉴얼도 필요 없을 것이다. 그러나 제한된 상황에서는 선택과 집중이 다수의 사상자를 살릴 수도 있고, 구할 수 있는 충분한 시간이 있어도 살리지 못하고 도리어 죽음에 이르게 하기도 한다.

따라서 응급의료 한정된 자원 물자 활용을 위해 중증도 분류, 우선순위를 생각해 두어야 한다.

감염병 상황도 마찬가지이다. 다수의 사상자와 감염자가 생기기도 하지만, 한정된 자원을 어떻게 사용하는지가 감염병을 일찍 종식하냐, 아니면 1년 이상 길게 끌고 가느냐의 차이가 나타나기도 한다.

감염병 상황이 일어나면 한꺼번에 집단으로 감염되기도 하지만 보통은 병원균이 서서히 전파된다. 사람에 따라 증상도 다양하다. 모두가 중증이 아니다. 사람에 따라 가볍게 지나가는 사람도 있고, 병원에 입원해서 의료진의 도움을 받아도 치료가 어려운 이도 있다.

모두를 똑같은 환자로 보고 전부 병원에 입원한다면 당연히 병상이 부족하고 의료진의 일손도 공백이 생긴다.

확진자를 보통 세 그룹으로 나눈다. 첫째는 중증이 아닌 일반적인 확진자로 감염은 되었어도, 이동을 최소화하고 다른 사람에게 전파를 덜 하는 정도로 잘 관리하면 된다. 검사에서만 양성 나왔다고 모두가 중증이 되는 것은 아니기 때문이다.

두 번째 그룹은 검사 양성이 나오고 증상이 있는 경우로 의료진의 도움을 받기도 한다. 세 번째 그룹은 증상이 심하고 중증의 질환이 발생하는 이들로 반드시 병실이나 입원해서 치료해야 한다. 중증이 심하고 목숨이 위태로울 정도라면 집중 치료를 받아야 한다.

예를 들어 100명의 감염병 확진자가 있다고 생각하자. 그중 1명은 이미 사망한 상태이다. 1명은 의료 시술을 하더라도 곧 사망 직전이다. 3명은 위급한 상황이고, 15명은 중증이다. 30명은 가벼운 증상만 있다. 50명은 아무 피해를 보지 않았다.

- 사망은 2명이다: 검은색
- 3명은 즉각적인 치료가 필요한 환자이다. 바로 응급처치를 하면서 구급차로 병원에 이송한다: 적색 긴급

- 15명은 생존의 범위 내에서 긴급 환자를 먼저 치료하고 치료를 받는 사람들이다: 노란색 응급
- 30명은 경미한 상황으로 비응급이 된다. 치료 여부와 상관없이 생존할 수 있는 가벼운 정도이다: 녹색 비응급

이번 감염병 대응의 경우에는 대부분의 확진자를 환자라고 보고 격리 시설에 보내고 거기에까지 인력과 자원을 투입해 관리하려 한다. 경미한 30명까지 관리하기에는 의료진이나 자원이 부족하다. 당사자가 느끼기에 두려움과 아프다는 생각 때문에 근처의 병원에 먼저 진료를 받게 된다.

여기에서 문제가 생긴다. 치명률이 높거나 위험한 정도라면 당연히 격리해야 하겠지만, 일주일에서 2주 사이에 나을 상황인데, 격리한다고 시설에 가두어 놓고 있다. 감염병 관리에서는 확진자 관리와 동선 파악에 인력이 많이 들어간다.

진짜 중요한 것은 중증 환자 관리이다. 밴드만 붙여도 될 정도인데, 입원시키고 안정하라고 누워 있으라고 하면 정말로 치료를 받아야 할 위중증 환자가 치료받지 못할 수 있다. 이외에 이미 기저 질환이 있는 경우에는 병원균에 감염되기 쉽다는 사실은 꼭 기억해야 한다.

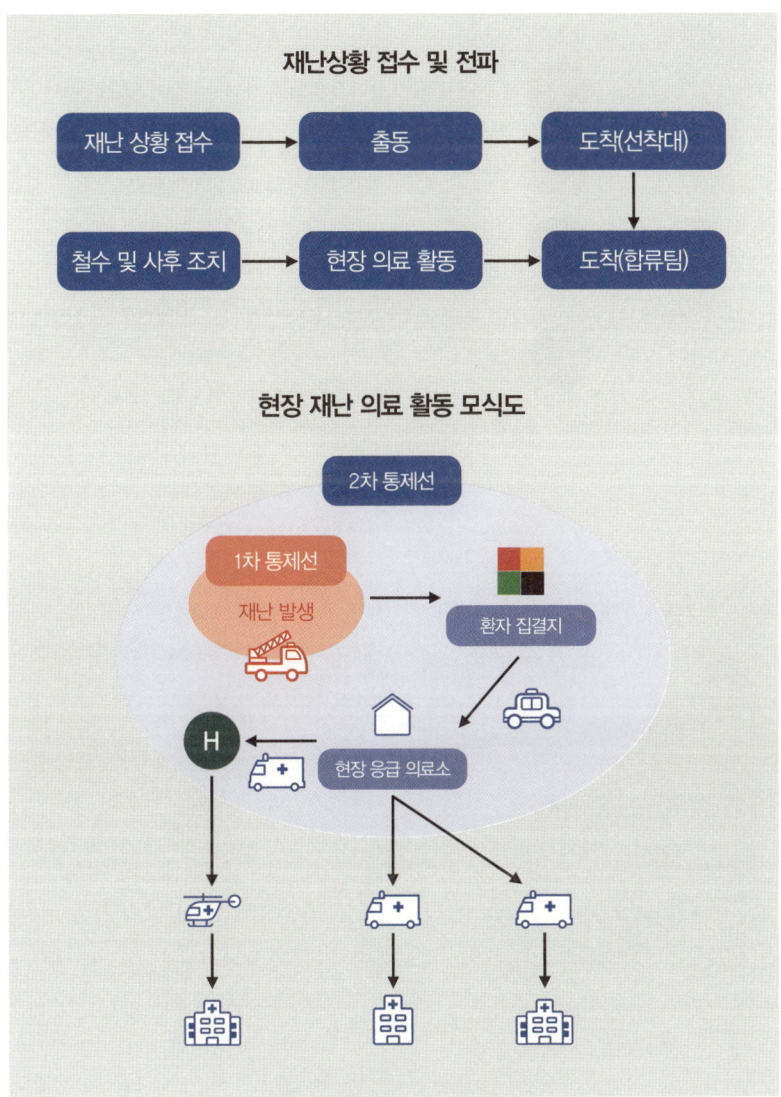

재난 등에서의 의료 대응 단계

재난 시 중증도 분류의 목표는 최대한 많은 수의
생존 가능한 사람들에게 최선의 치료를 제공하기 위함

분류	분류색	중증도
긴급 Immediate	적색	생존율을 높이기 위해 즉각적인 치료가 필요한 환자
응급 Delayed	황색	생존에 영향을 주지 않는 범위에서 치료가 지연되어도 안전한 환자
비응급 Minimal	녹색	치료가 필요한 손상이 있으나 치료 여부와 상관없이 생존이 예상되는 환자
사망예상 Expectan	흑색	생존해 있으나 사용 가능한 자원으로는 생존시키기가 거의 불가능하다고 판단되는 환자
사망 Dead		자발 호흡의 증거가 전혀 없는 사망자

출처: 중앙응급의료센터 홈페이지
https://www.e-gen.or.kr/nemc/disaster_respondence_system.do?viewPage=reverse_step_handle

방역에도 '적정방역'이 필요하다

과도한 건 모자란 것보다 더 나쁠 수도 있다.
또 빈대 잡으려다가 초가집 태울 수도 있다.
과잉진료보다 적정진료가 좋다.
'쇄국정책', 즉 통상수교거부정책을 오래 시행하면 역효과가 날 수 있다.
마스크와 소독약에 대해서도 다시 한번 생각해 보자.

마스크 착용의 단점

어느새 마스크 착용이 일상화되었다. 어린아이들도 어린이용 소형 사이즈의 마스크를 착용하고, 학생들과 직장인은 아침부터 저녁까지 온종일 마스크를 착용하고 지낸다. 답답해서 벗고 싶어도 혹시나 감염병에 걸릴까 두렵기도 하고, 주변 사람들의 눈치에 벗기 어렵다.

마스크를 하고 다녀서 감기에 걸리지 않았다고 좋아하시는 어르신도 뵈었다. 대부분 조심해서 다른 해와 비교해 감기에 덜 걸렸다는 통계도 있다. 마스크 사용은 일시적으로 비말 감염을 막을 수 있다. 단기적인 사용에는 도움이 될 수 있지만, 장기적인 착용에는 부작용이 따른다. 내가 생각하는 몇 가지 단점을 생각해 본다.

과도한 마스크 착용은 우리 몸이 미생물에 접촉할 기회를 잃게 만든다. 평상시에는 입이나 코로 호흡하면서 크고 작은 미생물들을 만나게 된다. 강한 균을 만날 수 있지만, 대부분 콧속에서 걸러지고, 몸 밖으로 배출된다. 콧속의 털도 먼지를 막아 내면서 이물질이 들어오지 못하게 막는다. 점막에서는 분비물을 내면서 몸속 방어막을 형성하며 흘려보낸다. 콧물이 만들어져서 밀어낸다.

재채기도 이물질을 밖으로 배출해 내는 방법 중 하나이다. 재채기는 자동차 속도보다 빠르고 KTX 기차 속도와 비슷한 시속 300km가 넘는 속도로 이물질을 밖으로 배출해 낸다.

마스크 착용의 가장 큰 문제는 반대로 사용하는 경우가 많다는 점이다. 비교적 안전한 길거리를 다닐 때는 마스크를 착용하고, 사람이 많거나 밀접해 있는 식당에 와서는 마스크를 벗고 식사를 한다. 음식을 먹으려면 마스크를 벗을 수밖에 없다.

정말 감염력이 강하고 위험한 감염병이라면 마스크를 꼭 쓰고 있어야 할 것이다. 그러나 야외 밀집도가 그리 높지 않은 경우에는 굳이 마스크를 쓸 필요도, 눈치 보거나 강요할 상황은 아니다.

마스크 착용이 득이 될 수도 있고, 실이 될 수도 있다. 공기에는 수많은 미생물이 함께 존재한다. 마스크를 쓰는 동안에는 다른 미생물과 접촉할 기회를 잃어버린다는 건 득실이 함께 공존한다.

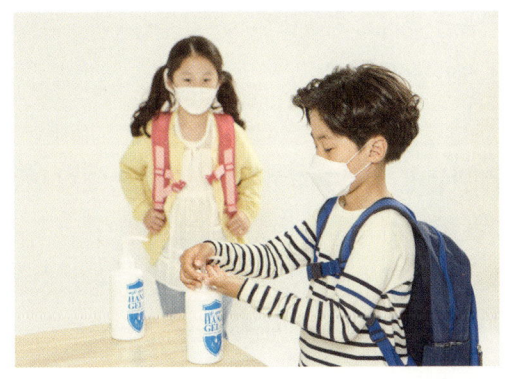

마스크 쓰기는 외부 미생물과의 접촉을 방해한다. 마스크의 장기적인 사용은 신선한 공기를 마시지 못하게 하며, 면역력을 오히려 약화시킨다.

방역 소독약 분무

 방역에 관련된 뉴스를 보면, 주로 소독약을 뿌리는 작업이 영상에 많이 나온다. 머리부터 발끝까지 꼼꼼히 가린 보호복을 입고 여러 명이 줄을 맞춰서 소독약을 뿌린다. 보기에 따라 멋있어 보이기도 하고, 방역 활동을 열심히 한다고 하는 생각이 들 수 있다.

 실제 방역 업무를 담당하는 사람으로 이런 모습을 보면 짜 놓은 각본에 따라 연출한 느낌이 확 든다. 실제로는 그렇게 줄을 맞춰 가며 하지 않는다. 애써 줄을 맞출 수는 있겠지만, 몇 명이 할 인원도 없고, 여러 명이 함께 뿌릴 정도면 방역 차를 이용하기도 한다.

 얼마 전 거리를 지나가는데, 코로나 방역 조끼를 입고 소독하시는 분이 있었다.

"지금 어떤 약품을 뿌리고 계세요?"
"글쎄~ 그냥 소독약이겠지."

궁금해서 여쭤봤는데, 전혀 대답하지 못하셨다. 성분이 어떤 것인지도 모르고 무작정 뿌리고 계셨다.

사실 방역에 사용하는 소독약은 성분에 따라 다르기도 하고, 분무 방법을 달리해야 한다. 묻혀서 닦아야 하는 소독약이 있고, 물에 희석해서 뿌리는 소독약도 있다.

어릴 적 하얀 연기를 내뿜는 방역차를 기억하는 분들도 많이 있을 것이다. 연기는 휘발유에 소독약을 섞은 성분이다. 휘발유 연기에 소독약을 날려 보내는 것이다. 보기에는 바로 앞에만 뿌려지는 것 같지만, 연기를 타고 차량이 지나가는 인근 몇십 미터에 영향을 준다. 어느 동네에 소독하러 갈 때면 근처에 벌 양봉하는 집이 있는지 미리 알아보고, 연못에 키우는 물고기가 있는지 확인해 보아야 할 정도로 사전 점검이 필요하다.

실제로 방역 차량 동선과 몇십 미터 떨어져 있지만, 벌이나 물고기가 죽기도 한다. 모기나 파리를 잡으려 뿌리지만, 곤충도 그만큼의 영향을 받는다. 사람도 일정 용량 이상 접촉한다면 영향이 있을 수 있다.

우리는 '가습기 살균제 사건'을 기억할 것이다. 가습기를 닦아 낼 때 사용하는 제품을 가습기 통에 넣고 수증기를 맡으면 호흡기에 영향을 준다. 정확한 사용법을 명시하거나 알렸다면 많은 사상자를 내지 않았을 것이다.

요즘에는 사람이 많이 들락날락하는 곳에 뿌리는 소독기를 설치한 곳을 종종 본다. 그것이 얼마나 효과가 있는지는 알기 어렵다. 뭔가 소독을 했다고 하는 심리적인 효과는 있을 수 있지만, 자칫 피부나 호흡기에 좋지 않은 영향을 끼칠 수 있다.

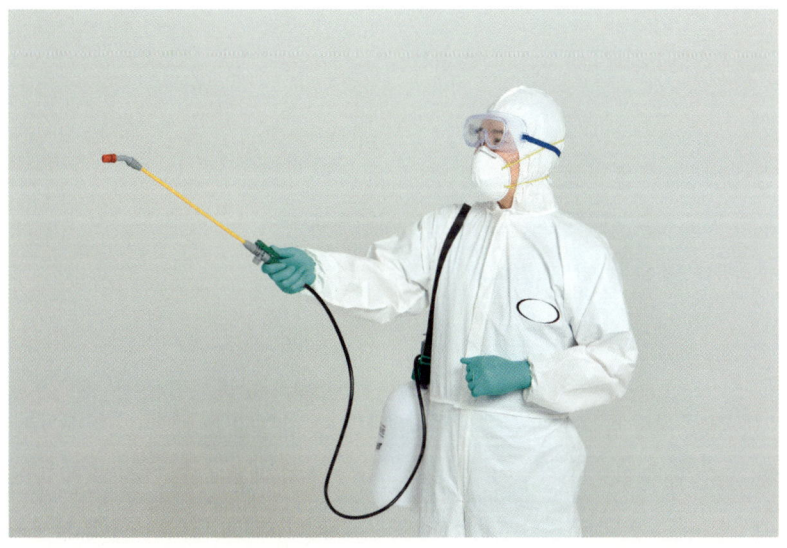

지나친 소독은 생태계의 오염을 일으키고 인체에도 좋지 않다. 소독하는 약품과 보호복, 인력에도 모두 예산이 투입된다.

초정밀 검사장비를 관리하듯 혈관을 청소하자

검사장비의 부품 교체, 락스로 관리하듯이
우리 몸도 보수, 단식을 활용, 다이어트에도 활용하면
몸과 마음이 모두 가벼워진다.

　우리 몸에서 중요한 부분을 꼽으라 하면 나는 '혈관'을 꼽겠다. 혈관이 우리 몸 전체에 필요한 산소와 영양분을 날라 주기 때문이다. 그런 혈관 벽이 깨끗할 때는 혈액도 원활하게 지나간다 그러나, 막혀 있거나 혈액 자체가 끈적끈적하면 지나가기가 쉽지 않다. 이런 상태가 지속되면 찌꺼기나 콜레스테롤이 혈관 벽에 달라붙어 혈관은 더욱더 좁아지거나 막히게 된다.

　이를 방지하기 위해 혈관을 항상 원활하게 피가 이동할 수 있도록 관리하고 깨끗하게 유지해 주는 것이 중요하다. 혈관을 청소한다면 혈액 순환과 세포에 들어가는 영양분 공급을 더욱 원활히 할 수 있다. 그러나 우리는 혈관을 꺼내서 인위적으로 청소할 수는 없다. 입속의 이처럼 보인다면 부드러운 칫솔로 문지르듯 닦아낼 텐데, 혈관은 이런 방법이 불가능하다.

내가 사용하는 혈액 분석 장비에는 혈액이 들어가는 혈관 같은 라인이 있다. 이 라인은 검사하려고 채취한 혈액을 빨아들이고, 혈액이 지나가면서 적혈구, 백혈구, 혈소판 등의 혈액을 분석한다. 당연히 이 라인이 깨끗해야 검사가 원활하고 정확하게 결과가 나온다.

그런데 가끔 채혈할 때 믹스가 덜 되어 클롯(Clot) 된 혈액이 지나가면 라인이 막힌다. 이럴 때는 혈액이 지나가는 라인을 분해해서 깨끗하게 청소한다. '락스'를 넣어 막힌 혈액 찌꺼기를 분해하고 증류수(DW)를 지나가게 해서 남은 락스 성분을 모두 없앤다. 이렇게 꼼꼼하게 라인 청소를 하면 다시 검사를 원활히 진행할 수 있다. 라인 청결 상태는 너무나 중요해서 꼭 혈액이 막히지 않아도 평소에 예방 차원에서 워싱을 하기도 한다.

이 방법을 우리 혈관에 적용해 보자. 물론 혈관 청소를 위해 락스를 넣을 순 없다. 대신 그만큼의 세척할 수 있는 대체 물질을 찾을 수 있다. 어떤 음식을 먹으면 우리의 혈관을 깨끗하게 청소할 수 있을까?

쉽고 효과 좋은 '레몬'을 추천한다. 레몬은 시고 새콤하면서 pH2-3 정도의 산성을 띤다. 이 정도면 강한 산성이다. 레몬은 혈관 소독을 해 준다. 하루 동안 레몬만 먹거나 하루 한 번 정도 갈아서 마신다. 레몬에는 항산화 기능이 뛰어난 비타민C가 풍부하다.

다음은 '포도'를 먹는다. 물론 사과나 다른 과일도 좋다. 특히 포도는 우리 몸에 좋은 성분이 많다. 포도만 먹어도 기본 이상의 영양을 섭취할 수 있다. 먹는 식사량 조절도 가능해 소식에도 도움이 된다. 많이 먹으면 위도 늘어나고 적게 먹으면 위도 거기에 맞춰 작아진다. 그러면서 조금만 먹어도 배가 부르게 된다.

포도를 자주 먹으면 혈액이 맑아지고 혈관도 깨끗해진다. 높았던 혈압이 낮아지고, 피곤했던 몸도 가뿐해진다. 몸무게가 줄어 더욱더 가벼워진 느낌이 들어 더욱 상쾌한 느낌이 든다.

건강 검진을 한 적이 있다. 어느 해 혈압이 많이 올라가 있어서 포도 요법을 시도했는데, 혈압도 내려왔다. 처음 10일 코스로 시작했는데 효과가 좋아 며칠 더 해서 2주 동안 실시했다. 여기에 걷기까지 곁들였더니 몸무게는 단기간에 5킬로 이상 줄었다.

혈관 청소를 시도하는 기간에 '관장'을 병행하는 것도 추천해 본다. 레몬즙을 섞은 관장기를 항문에 넣어 장 청소를 하는 것이다. 레몬즙으로 한 번 하고 다시 미지근한 물로 한 번 더 하면 시원함을 느낄 수 있다. 독소 배출과 장에 끼어 있는 잔여물을 빼낼 수 있다.

이 기간에는 몸의 에너지를 최소한으로 사용한다. 먹는 것도 적게 먹으며 소화하는 에너지도 줄여나간다. 또한 세제나 비누도 최소한으로 사용한다. 되도록 세제나 비누 사용을 하지 않는다. 치약도 조금만 사용한다. 가능한 죽염 소금을 사용하는 것이 좋다.

이렇게 2주 정도 하고 나면 어느새 비누 냄새도 독하게 난다. 치약이나 샴푸 비누도 기존의 몇분의 일만 사용해도 충분하다는 것을 느낀다. 기존에 사용하는 비누나 치약, 샴푸 등을 반 이상 줄여 쓸 수 있다.

물론, 먹는 것에서 그전과 차이가 난다. 고기 냄새가 좋지 않게 느껴진다. 나는 근무 중 채혈해서 혈액을 검사할 때 혈액 냄새가 비린 듯이 많이 났다. 몸의 감각이 살아나고 가벼워지는 것을 느낄 수 있다.

개인위생을 적절히 하면서 잘 먹고 잘 자는 것, 적절한 운동이 평상시 감염병을 예방하는 적극적인 자세이다.

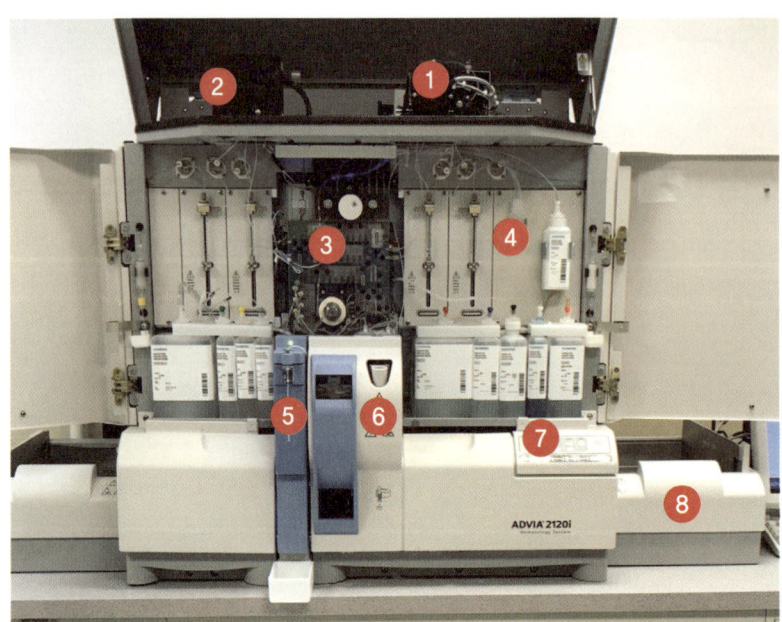

혈액 검사장비의 내부 모습

검체가 지나가는 라인을 보면 우리 몸속의 혈관을 보는 듯하다. 라인이 막히거나 찌꺼기가 있으면 검사 결과에 영향을 미친다.

감염병에 좋은 식재료는
그리 멀지 않은 곳에 있다!
평상시 깨끗한 시약을 사용한다
– 먹는 것에도 유익한 방법이 있다

평상시 검사실의 초정밀 검사장비를 관리하는 것은 매우 중요한 나의 임무다. 거기에 못지않게 중요한 것이 깨끗한 시약을 사용하는 것이다. 시약은 우리의 먹거리처럼 관리해야 한다. 왜냐하면 오염되거나 찌꺼기가 있는 시약을 사용하면 검사 결과도 다르게 나오고, 검사장비에도 영향을 미친다. 그리고 어딘가에 가서 붙거나 막히게 된다.

어릴 적 땅끝 해남에서 자라면서 자연 관찰을 많이 해 왔다. 집 근처의 논과 밭에서 나는 농작물을 보면 신기하기도 하고 우리 몸에 들어와 건강하게 해 주는 것에 감사하는 마음이 들었다.

농사법의 발전에 따라 품종 개량과 함께 예전보다 나오는 양이 늘었다. 거기에는 화학 비료와 농약의 영향도 크다. 병충해에서 벗어나고 영양분 공급을 더 해 줄 수 있어서 그렇다. 풍족해진 대신 화학 성분과 농약도 우리 몸에 쌓이게 된다.

우리 농산물이나 몸에 잔류 농약이 남지 않도록 최소한의 농약을 사용하고, 비료도 자연 퇴비를 사용하는 것이 좋다. 아버지께서는 기러기나 우렁이 농법 등을 사용해서 농약을 줄이기도 하고, 출하량이 줄더라도 농약 사용을 최대한 줄이셨다.

우리 가족이 먹는 주식이니까 당연하게 생각할 수도 있지만, 농사짓는 농부에게 농약을 더하더라도 수확을 더 했으면 하는 마음도 있었을 것이나 양보다는 건강한 먹거리를 선택한 셈이다. 여기에 우리 가족뿐만 아니라 주변의 지인들과 우리 집 쌀을 드시는 분들을 생각하는 마음도 컸을 것이다.

농사에 사용하는 비료도 예전과 비교해 많이 달라졌다. 과거에는 탈곡한 볏짚을 발효해서 퇴비를 만들어 사용하셨다. 요즘에는 비료도 모두 상품화되어 나온다. 자연 발효 퇴비와 화학 비료의 차이이다.

아버지께서는 평생 농사를 지으셔서 화학이나 물리학을 배우시지는 않았지만, 어느 날 무기질, 질소 요소 이런 단어를 사용하시며 비료의 성분과 역할에 대해 말씀해 주신 적이 있다.

영양분 있는 땅에서 자란 농산물을 이렇게 섭취하는기도 중요하다. 신선한 재료를 사용해서 만든 반찬은 맛과 향이 살아 있다. (마트에서 소비자에게 판매되기까지의 하루 이틀 소요되는 시간에도 변할 수 있다.)

또한 우리의 건강은 어떤 음식을 만드느냐에 따라 달라진다. 우리나라 대표 음식 김치는 세계문화유산에 등록되어 있다. 늘 식탁 위에 있는 기본 반찬이지만, 여기에 있는 유익균은 우리 몸을 건강하게 도와주는 든든한 지원군이다.

배추와 무, 파 등의 주원료와 고춧가루 젓갈류와 함께 담근 김치는 여러 가지 유익한 균들을 만들어 내는 군대다. 푹 익은 김치는 여러 번의 세대를 거쳐 강한 균만 계대 배양한 것이 모인 것이다. 그냥 먹어도 맛있고, 끓여 먹어도 다른 균은 죽고 유익균은 우리 몸에 들어가 속을 편안하게 해 준다.

유익균이 많은 된장도 우리 몸에 좋기는 마찬가지이다. 식물성 단백질인 콩을 발효시켜 숙성하면 메주가 되고, 이것을 다시 된장과 간장으로 만든다. 청국장도 유익한 균을 배양하는 데 도움이 된다. 된장류는 모두 우리 몸에 들어와 대장의 활동을 돕는다.

김치, 깍두기, 파김치, 된장, 고추장, 배추, 상추, 마늘, 양파, 깻잎, 참기름, 들기름, 쌀, 콩 등등 우리 몸에 좋은 농산물과 반찬을 늘 가까이했으면 좋겠다. 우리 몸속 소장과 대장에서 영양분을 공급하고, 여러 유익균을 제공해 면역력을 높여 주기 때문이다.

우리 몸에 도움을 주는 재료를 주변에서 찾아보자. 수백 년 수천 년 동안 임상 시험을 통해 검증된 가장 건강하고 유익한 재료(음식)들이다. 거기에 착착 달라붙는 맛은 덤이다.

※ 면역력을 높이는 자세한 방법은 첫 책 『나는 오늘도 보건소로 출근합니다』(슬로디미디어) 'Part 5 감염병을 이겨 내는 법'에 수록되어 있다.

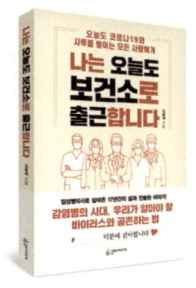

타고난 감각을 이용해 감염병을 막자!

"감염병을 예방할 수 있는 가장 좋은 방법은 무엇일까요?"

만약 이런 질문을 던진다면 어떤 답이 나올까? 물론 백신을 맞고 치료제를 사용하는 것이 쉬울 것이다. 그러나 원래 타고난 우리 감각을 이용해 본능적으로 막는 방법도 있다. 바로 '오감 활용법'이다.

우리는 음식을 먹을 때 맛과 향을 느낀다. 음식이 눈앞에 오기 전에 이미 맛있는 향이 코점막 안으로 들어온다. 상했을 때는 상한 냄새가 난다. 맛있게 조리된 음식은 보기에도 탐스럽다. 먹어 보기 전에 빛깔이 나는지 곰팡이가 피었는지 맨눈으로도 확인이 어느 정도 가능하다.

보기에 이상이 없다 느껴지면 그다음 입으로 맛을 보면 더욱 잘 알 수 있다. 혀, 입천장, 후두, 인두에 약 1만여 개가 분포하는 세포들인 '미뢰(味蕾)'로 단맛·쓴맛·짠맛·신맛·감칠맛을 느끼면서 음식이 상했는지 감지할 수 있다.

이 과정에 이상을 느끼지 않았다면, 음식을 꼭꼭 씹어서 먹는다. 씹는 저작 운동에서 음식물이 쪼개지기도 하고, 침샘을 자극하여 침이 더욱 잘 나오게 한다. 아밀라아제와 리파아제 등의 소화 효소가 음식물의 소화를 촉진시키면서 세균 등을 충분히 제거한다.

잘 씹어서 섭취한 음식물은 위에서 분해가 된다. 이때에도 다량의 산도가 높은 위액에 의해 어지간한 세균은 대부분 사멸한다.

혹시나 음식물이 상하거나 우리 몸에 좋지 않은 병원균이 있다면 우리 몸속에서는 이들을 최대한 재빠르게 처리하기 위해 물을 뿌린다. 수분과 함께 상한 음식이나 병원균을 빠르게 배출해서 씻어 내는 것이 바로 설사 작용이다.

5세 이하 어린이들의 경우 설사 원인 중 대부분이 로타바이러스 감염 때문이다. 로타바이러스는 인플루엔자와는 관련이 없이 장염을 일으키는 바이러스들 가운데 하나이다. 레오바이러스과에 속하는 겹 가닥 RNA 바이러스의 속이다. 5살까지 대부분의 아이는 적어도 한 번은 로타바이러스에 감염된다.

식중독 발생 신고가 들어와 역학조사를 하러 가면 환자들은 대부분 설사하느라 거의 혼수상태 가까운 경우도 있다. 검체는 항생제나 약을 쓰기 전에 가검물을 채취해야 원인이 되는 병원균을 찾아낼 수 있어서, 식중독 신고가 들어오면 1분이 아까울 정도로 신속히 출동한다. 변이 묽은 설사를 많이 하는데, 이는 우리 몸이 스스로 몸속을 물로 깨끗이 씻어 내기 때문이다. 너무 많은 설사를 하면 전해질 불균형과 수분이 부족해 탈수 현상이 일어날 수 있다.

식중독 관련 감염병 역학조사를 나가면 환자가 설사를 계속하여 질문지

작성에도 어려움이 있다. 보통 최근 3일 동안 먹었던 음식이나 물을 조사하는데, 질문에 답하기도 어려워하고 화장실을 수시로 가게 되어 보기에도 고통스러워 보인다. 심한 복통과 구토에 역학조사를 하기에도 미안한 마음이 들기도 한다.

구토 역시 우리 몸에 들어온 상한 음식물이나 병원체를 내보내기도 한다. 이런 인체의 기능을 보면 참 신기하다. 알아서 자신의 건강을 보호하려는 메커니즘을 작동시킨다. 우리 몸의 신호를 무시하지 말자. 감각을 최대한 살리자. 감염병 예방에는 모든 감각이 '감시위성' 역할을 한다.

위드 코로나는 가능한가?
우리 몸의 저항력을 키우자

2009년 신종플루는 보건소에 와서 처음 경험한 펜데믹이었다. 대도시와 소지역의 차이가 컸다. 서울 같은 대도시는 감염병이 발생해도 다수의 감염된 양성자가 많이 발생했다. 경기도 가평 같은 한적한 곳은 훨씬 감염병 전파 속도가 느리고 발생 인원도 소수였다. 몇 달이 지나서야 전파되기 시작했다. 그나마도 검체 몇 개 접수하고 이송하는 정도의 가벼운 정도였다.

TV에 나오는 다수의 발생자를 보면서,

"우리 지역은 저렇게 대규모 발생이 생기지 않아서 다행이다."
"어떻게든 퍼지면 안 되는데……."
"아무 일 없이 지나갔으면……."

하는 바람과 기도가 하루에도 몇 번씩 자연스럽게 입가에 스며 나왔다.

그때도 1년 정도 유행 기간이 있었지만, 백신접종과 타미플루 처방으로 마무리되었다. 백신을 맞기 위해 보건소에는 아침 이른 시간부터 보건소를 돌아 쌀 정도로 많은 사람이 줄을 서는 진풍경을 만들어 냈다. 타미플루를 구하는 문의도 많았다. 흔하던 손 소독제가 품절되어 구하기 어려웠다. 이후 그때 사 놓은 소독제 재고를 몇 년 동안 사용했다. 체온계를 구입하기 어려운 것도 마찬가지였다.

2015년 메르스 때에는 조금 다른 상황이었다. 메르스 첫 사망자와 같은 병원의 병실에 있던 환자가 우리 관내의 주민이라 대유행 초기부터 대응하기 시작했다. 2014년 세월호의 안전불감증을 보고 나서 더욱 크게 생각했던, 어디든 '우리는 아니겠지!' 하는 방심은 금물이라는 것을 다시 한번 실감했던 때였다.

이때 상담 전화를 받으면서부터 이 정도 감염병에 우리가 이렇게까지 대응해야 하는가? 하는 생각이 들기 시작했다. 질병관리본부에서 내려온 공문에 메르스의 주 증상으로는 발열, 기침, 호흡 곤란이 있었다. 그 외에도 두통, 오한, 인후통, 콧물, 근육통, 식욕 부진, 오심, 구토, 복통, 설사 등이 있을 수 있다고 했다.

몇 번의 문의 전화를 받으면서 생각한 것이 이런 증상은 우리 몸의 기본 방어 증상인데, 이런 것을 모두 특정 바이러스의 감염이라고 하기에는 너무 범위가 넓었다. 메르스가 아닌 다른 질병일 수도 있어서이다. 메르스라고만 생각해서 검사해 보고 아니면 괜찮다고 할 수 있지만, 쯔쯔가무시병이나 말라리아 감염의 다른 질병일 수도 있다. 감기 증상이라 그냥 지나갈 수도 있고, 생각보다 더 큰 상황일 수도 있다.

이때 퇴근길 가게에 저녁 식사를 하고 가려다가 며칠 전까지도 손님이 많았던 식당에 사람이 없는 것을 보고 실감을 했다. 유명 맛집이었는데 손님의 발길이 뚝 끊겼다. 다행히 메르스 유행이 길지 않게 끝나서 몇 달 후 일상을 회복했다.

2016년 당시 4살이던 첫째 아이가 신종플루에 걸렸을 때 약을 쓰지 않고 나은 경험을 지켜보았다. 40도가 넘는 고열에 기침도 하면서 몸살까지……. 병원에 가거나 약을 먹지 않았다. 갑자기 그렇게 견뎌 내기는 어렵다. 이전에 몇 번의 작은 감기에 그렇게 견뎌 봐서 훈련한 것이었다. 그런데도 조마조마했지만, 물수건으로 온도를 내려 주면서 견뎠다. 이렇게 5일이 지날 무렵 혹시나 후유증으로 비염이 걸려 축농증으로 발전하거나 중이염에 걸려 소리를 잘 못 들을지도 몰라 병원에 가 보았다.

진찰을 받고 담담히 결과를 기다렸는데 신종플루 검사를 해 보아야겠다고 했다. 간이 키트로 하는 검사를 했다. 정확도에서 떨어지지만 바로 볼 수 있는 이점이 있어 그 병원에서 사용했다. 아이의 콧구멍을 간지럽히듯 면봉을 조심히 넣어 살살 돌려가며 검체를 채취하는 모습이 보였다.

병원 소파에서 안쓰럽게 바라보며 검사 결과를 기다렸다. 당시 아내는 둘째 셋째 쌍둥이를 출산한 지 며칠 되지 않아 몸조리 중이라 아빠랑만 며칠 보내는 중이었다. 엄마도 못 만나는데 이렇게 심하게 아파 마음이 더욱더 아팠다.

드디어 결과가 나왔다. 신종플루 양성이라고 했다. 신종플루면 영향이 클 거 같았는데, 아이는 이미 이겨 내고 회복 중이었다. 의사 선생님은 신종플루가 발생한 지 5일이 지나 타미플루 처방이 의미가 없다고 했다. 그냥 혼자 나은 것이다. 물론 며칠 동안 아이는 고열을 견뎌 내고 나는 물수건으로

뇌에는 영향이 가지 않도록 했다.

바이러스는 열에 약하다. 해열제로 온도를 내리는 방법도 있지만, 언젠가 한 번은 이겨 내야 다음에도 이 정도 바이러스는 이겨 낼 수 있다. 이 싸움에서 지면 다음 싸움에도 지기 십상이다. 자연 예방접종이라 생각하고 행한 것이다.

아이가 그렇게 며칠을 어렵게 버텼는데, 그 일은 몇 달 후 나에게도 또다시 몰아친 폭풍처럼 일어났다. 당시는 해마다 8월에 하는 전쟁대비 훈련인 을지훈련 준비를 하면서 신경도 많이 쓰고, 근무 일정에서 빼 달라는 전화도 받으면서 힘겨운 때였다.

병리 검사 업무를 하면서 전쟁대비 업무를 한다는 것부터 부담이 되는 일이었지만, 사명감을 가지고 몇 년째 했었다. 그해는 유난히 힘들었다. 일주일간의 전쟁대비 모의 훈련에 기출문제집을 보듯이 예전 문서와 함께 상황실 근무표를 만들었다. 근무에는 주간 근무조와 야간 근무조가 있는데, 근무표를 왜 이렇게 짰냐는 전화와 이야기에 며칠째 밤잠을 못 잔 상태였다. 누구를 넣고 누구를 뺀다는 것이 내 성향에는 어려웠다. 마음 같아서는 모두 빼 주고 싶지만, 일단 작년에 참여하지 않은 직원은 넣고 몇 년 동안 참여했던 직원은 빼 주는 정도로 최대한 서운하지 않도록 공정하게 했다.

을지훈련은 24시간 상황실에서 실제 전쟁이 난 것과 같은 상황에서 전국 모든 중앙 부처와 지자체가 함께한다. 민관군경(통합방위태세의 국가방위 요소: 민간인, 공무원, 군인, 경찰) 모두 참여하면서 이런 상황에는 어떻게 해야 할지 실제 인력을 보내듯 하고 유관기관에 연락하기도 한다.

을지훈련 기간 며칠을 이렇게 보냈는데, 그 주가 끝나가던 날 그동안 밀려왔던 피로와 중압감에 몸살 나듯이 추워지면서 열이 나기 시작했다. 가까스로 을지훈련 기간까지는 악으로 깡으로 버티고 훈련이 끝난 날 완전히 쓰러지듯이 누웠다. 그날 저녁은 보건소 남자 직원 모임이 있는 날이었지만, 당시 모임의 회비를 관리하는 총무였는데 참석을 못 했다. 식당 예약까지만 하고 식사 비용 정산은 다음 날 했다.

그때 몸살감기를 크게 겪었다. 어떤 바이러스인지는 모르지만, 보통의 감기 바이러스와는 달랐다. 이때도 아이와 비슷하게 40도가 넘어갔다. 특이한 것은 8월 한여름인데, 한겨울 파카 점퍼를 입고 있어야 했다. 너무 춥게 느껴지고 몸이 덜덜덜 떨려서 못 움직일 듯했지만, 출근은 해야 해서 오리털 점퍼를 입고 출근했다. 사람들이 이상하게 생각했지만, 내 몸에서는 여름이 아니라 한겨울 북극이나 남극에서 펭귄과 북극곰 사이에 있는 듯이 추웠다.

며칠 동안 특별히 병원에 가 보지는 않고 이겨 냈다. 아이에게는 견뎌 내라고 했는데 나만 병원 가기에는 미안한 마음이 들어서였다. 물론 너무 힘들거나 못 견딜 것 같으면 병원에서 처방한 조치를 사용하려고 준비는 했었다. 일반적으로 병원에 가면 항생제를 쓰는 것이었다. 항생제는 항바이러스제와는 다르다. 세균을 죽이거나 성장을 억제하는 것이다. 2차 감염에 의한 염증일 때 효과가 있고, 초기의 바이러스만 들어왔을 때는 큰 영향이 없다.

항생제는 몸속 모든 균을 죽이는 것이다. 원자폭탄을 투하하는 것과 같다. 이웃 나라에 원자폭탄 투하해서 어떤 상황이었는지는 모두가 알 것이다. 이것이 몸속에서 일어나는 것이다. 물론 상황에 따라 필요할 때도 있다. 항생제는 장 속의 나쁜 세균도 죽이지만, 여기에 유익한 유산균도 모두 죽는다. 그래서 항생제를 먹으면 설사를 한다. 방역을 한다고 소독약을 뿌리면 해충도 죽지만 벌과 물고기도 같이 죽는 것과 같다.

"감기에 걸렸을 때 감기약을 먹으면 일주일, 안 먹으면 7일"이라는 이야기가 있다. 견딜 수 있다는 이야기이다. 평상시에 견뎌 내야 가능한 이야기이다. 저항력을 키워 싸우는 것이다.

이렇게 일주일 정도 지나 다시 회복했다. 이때 내가 직접 경험할 때는 아이에게 미안하기도 했다. 아빠는 어른이니까 증상을 알고 있어서 괜찮았지만, 아이는 더 크게 아팠을 것이다.

이후 자연면역이 생긴듯이 몇 년 동안 그렇게 큰 감기는 걸리지 않았다. 아이도 그 이후에는 그 정도의 감기는 걸리지 않았다. 강력한 예방접종을 한 것이다.

백신을 맞아도 감기와 비슷한 증상이 난다. 열이 나고 무력감이 든다. 상품화한 주사로 맞느냐 자연적으로 접하느냐의 차이이다. 백신을 맞아서 생긴 면역력보다 직접 자연적으로 접한 면역이 더 크다는 이야기가 이런 내용이다. 면역학에 나오는 능동면역과 수동면역, 자연면역과 인공면역을 적절히 사용하는 지혜도 필요하다.

이번 코로나19에도 많은 사람이 코로나 양성이 나오고, 증상을 경험했다. 경험자들의 이야기를 들어보면 감기와 큰 차이가 나지 않는다. 치사율과 증상이 크다면 조심해야겠지만, 조그만 증상 정도는 우리 몸이 견뎌 낼 수 있다. 우리 몸이 이겨 낼 수 있도록 훈련하고 건강 유지를 하면 자연면역을 획득할 것이다.

PART 04

감염병
대유행을 지나
지속가능한
건강 국가로

'진짜 전문가'가 부족한 보건소, 최강의 정규군이 필요하다

인원만 채우는 것이 아니라 일당백의 최정예 요원이 필요하다.
스파르타 300 정예 부대처럼, 모든 분야 마찬가지이다.
재난 분야 고속도로 점검 경험 있는 주무관처럼.

어느 날 아는 선배 형에게 연락이 왔다.

"집 근처 보건소에 채용 공고가 올라와서 지원해 보려고 하는데, 업무 분야가 많이 생소하네?"

병원 검사실에서 오래 근무했는데, 막상 보건소 업무 분야를 보니 매우 낯설어 지원할 때 궁금한 점을 물어보기 위해 연락을 한 것이다. 보건소 업무 중 감염병 관리, 생물테러 대비업무 등은 병원 검사실에서 하는 일했던 사람에게 생소한 분야였을 것이다.

선배 형이 지원하려는 보건소 채용에서 특이한 점은 이미 지난번에도 채용 면접까지 봤었는데, 이번에 재공고가 올라왔다는 것이다. 정규직이 아니라 1년이나 2년의 계약직이라 그런가 싶었지만, 이런 자리도 경쟁이 있을 텐데 싶어 궁금증이 일어 알아보았다.

해당 분야에 필요한 직원을 뽑으려 하니, 바로 업무를 할 지원자가 없어서 재공고를 두 번이나 더 낸 것이었다. 지원자 중에 막상 담당 업무를 맡길 만한 경력자가 없었던 모양이다. 병원이나 의원에서 일한 경력자는 있지만, 감염병 분야의 전문 업무를 바로 할 수 있는 지원자는 찾기 어려워서 그랬을 것이다.

감염병 업무와 같이 특수한 분야에서 채용할 때 면접 공고 기안을 만들고 심사하고 면접 봐서 뽑는 것도 쉬운 일이 아니다. 큰 결격 사유가 아니면 몇십 명의 지원자에서 찾았을 수 있었지만, 좀 더 전문적으로 잘할 수 있는 직원을 원하는 경우 재공고를 하기도 한다.

평상시 신규 직원을 뽑는다면 잘 몰라도 배워 가며 하면 된다고 생각하고 뽑아서 가르치겠지만, 감염병 대유행 상황에는 바로 실전 투입할 수 있는 정규군이 필요하다.

같은 지자체에서 몇 해 전 재난 분야에 근무하는 주무관과 재난대비 업무를 함께한 적이 있었다. 당시 재난대비 업무도 맡고 있어서 함께 의료기관 재난 점검을 갔다. 의료 분야는 보건소 쪽에서 확인하고, 건물 안전 분야는 재난안전과에서 체크하는 것이었다.

여러 전문가가 함께하니 왠지 든든했다. 특히 나는, 재난 분야에선 세부적으로 어떻게 일을 처리하는지 자세히 관찰했다. 공공기관에 근무한 지는 얼마 되지 않았는데, 어떻게 이런 경험이 있는지 궁금해서 지난 경력을 물어보았다. 재난 분야에 몇 가지 경험이 있는데, 건물이나 고속도로에서 위험물 점검을 많이 해 봤다고 했다.

"위험물을 제거하기도 하고 미리 예방하는 업무를 하기도 했어요. 고속도로 점검 업무를 했을 땐 자동차가 빨리 달리기도 하고 순식간에 대형 사고로 번질 수 있어서 재난에 더욱 관심을 두고 일하다가 공무원 시험공부를 하고 들어왔지요."

몇 달 동안 이 정도 경험을 쌓기는 어려울 텐데, 이전에 했던 경험이 공무원이 되어 실제 업무를 할 때 큰 도움이 된 것이다. 공공기관뿐만 아니라 일반 병원이나 회사도 마찬가지일 것이다. 예리한 눈빛으로 재난대비 업무를 하는 그 직원 눈빛이 지금도 생생하게 기억된다.

보건소에는 가끔 의료나 보건 분야가 아닌데 진료 부서나 보건 업무 쪽에 근무하는 직원도 있다. 공고를 내고 면접을 보면서 관련 분야를 전공하고 경험도 쌓은 사람도 많이 있을 텐데, 비전문가를 채용하는 경우가 종종 있다. 몇 달 지나면 업무는 비슷하게 할 수 있지만, 더 깊이 있는 안내와 업무를 하기에는 아쉬움이 남는다. 보건소에 방문하는 국민도 보건 분야에 전문적이고 경험이 풍부한 사람이 일하길 원할 것이다.

어느 날에는 한 직원이 채혈과 링거를 잘 못 놓는다고 하자 어떤 직원이 "간호학과 졸업한 거 맞나?" 했던 이야기가 기억난다. 일부러 그런 건 아니겠지만, 학교 졸업하고 바로 보건소에 들어와서 그럴 수도 있고, 의료업무 이외의 행정 업무나 상담 업무만 해서 그런 경우가 생기기도 한다. 졸업 후에 해 보지 않았거나 임상에서 일한 지 오래된 경우이다.

종종 높은 분의 자녀나 아는 인맥을 통해 쉽게 들어오기도 한다. 관련 업무와는 다른 전공이면서 경험도 없는데, 부모님이나 주변에 아는 분이 관리자급으로 계신 경우다. 주변에서는 알면서도 무어라 이야기하기는 어렵다.

평화로울 때는 신규 군인을 뽑아서 사격도 가르쳐서 전투력을 차츰 키우면 되겠지만, 전쟁이 난 상황에는 바로 전투 상황에 뛰어들 수 있는 병사가 필요하다. 보건소나 방역 현장은 군대와 마찬가지이다. 그래서 대다수는 몇 번의 재공고를 통해서라도 더 전문적으로 할 수 있는 직원을 뽑고자 하는 것이다.

어떤 조직이나 기관이든 그 분야의 전문가가 아닌데 사람을 뽑는 경우가 종종 있다. 꼭 필요한 인재가 적재적소에 있는 게 중요하다고 생각한다. 인원수가 많다고 운영이 잘되는 것은 아니다. 어느 시대나 마찬가지지만 최적의 업무를 할 수 있는 최정예 전문가를 뽑는 것이 필요하다. 특히나 21세기에는 인해전술보다 해당 분야 최고 전문가가 좋은 도구를 잘 사용하는 것이 정말 중요하다. 적은 인원으로 더 많은 일을 국민을 위해 전문적으로 일하는 게 결국 세금을 아끼는 일이다.

임용 분야	임용 등급	임용 인원	근무 기간	근무 예정 부서	직무 내용
보건 분야	임기제 보건 8급	1명	2년	○○구 보건소 의약과	○ 급·만성 감염병, 신종·재출현 감염병 관리 및 역학조사 ○ 생물테러 대응 관리 업무 (수해 등 재난재해 포함) ○ 감염병 환자 발생 신고 및 역학조사 ○ 오염 지역 입국자 추적 관리 및 격리 환자 치료비 지급 ○ 의료기관 주요 감염병 표본 감시 업무 및 감염병 예방 홍보 ○ 수인성 식품매개질환 감염병 관리

서울시 ○○구 보건소 직원 채용에 적합한 인력이 없어 재공고가 올라왔다.
1명 뽑는데 지원자는 몇십 명이었지만, 바로 투입할 면접 응시자가 없었다.

다른 분야의 지식과 경험은 필수

나는 의경(의무경찰) 군 복무와 국립병원에 근무한 경험이 재난업무와 응급의료 업무에 큰 도움이 되고 있다. 만약 내가 임상병리사로 병원 검사실에서 검사 업무만 담당했으면, 재난대비 응급의료나 전쟁대비 업무를 하기 어려웠을 것이다.

관련 분야의 경험이 쌓이자 경찰서나 소방서의 상황도 알게 되고, 응급의료 병원의 상황도 눈에 그려질 정도로 파악할 수 있다.

특정 분야의 전문가가 되라는 이야기를 많이 한다. 그러나 처음부터 끝까지의 전체 흐름을 모두 아는 사람은 드물다. 이제는 T자형 인재의 시대를 넘어 V자형 인재 시대까지 나아갔다.

T자형 인재는 당장 눈앞의 성과에만 급급하기보다 도전을 두려워하지 않는 실험 정신을 갖추고 있다. 자신의 분야만을 깊게 파고들 뿐 아니라 'T'의 상단 부분의 형태와 같이 다양한 영역에서 박학다식하다. 그 때문에 주변의 다른 직군과도 원활히 소통할 수 있다.

여기에 한 걸음 더 나아간 V자형 인재는 기둥이 되는 하나의 전문 분야를 깊이 파고들어 스페셜리스트로서의 자격을 갖추고, 주변 분야 지식까지 널리 이해하는 인재를 의미한다.

그러니까 가령 임상병리학 전문가로서 기둥이 되는 전문 지식을 바탕으로 감염 분야, 응급의료 분야, 예방 의학 분야, 재난 분야 등 연관된 분야의 주변 지식까지 두루 파악해 전문성을 확장해 나가는 것을 말한다.

바이러스 전문가는 바이러스의 특성만 이야기할 것이고, 감염병 전문가는 역학조사와 발생 경로를 이야기하고, 의료진은 감염 시 증상과 치료에 관해 이야기하고, 선별진료소에서는 검체 채취만 하고, 재난본부에서는 연일 확진자와 사망자 수만 발표한다.

정치인은 거리두기 2주 연장을 2년 넘게 발표하고, 국민의 혈세로 지원금을 주면서 선심 쓰는 척하기에 바쁘다. 국민은 가급적 모이지 말라는 이야기에 조심조심 감염병이 걸릴까 봐 무서워서 떨고, 선생님들은 학생들에게 열나면 학교 오지 말고 마스크 잘 쓰고 다니라고 한다.

언론은 정부에서 준 보도 자료만 가지고 방송을 내보낸다. 거기에 바이러스를 무섭게 그려 넣고, 자극적인 기사를 덧붙인다. 공공기관에 근무하는 공무원들은 상부의 지침에 따라서만 움직인다. 왜 해야 하는지, 어떤 상황인지는 모른다. 근무하라니까 하고, 민원인 못 오게 하라니까 이용하지 못하게 한다.

식당에서는 확진자 손님이 왔다 갈까 봐 두려워 방문록을 작성하게 하고 저녁 9시나 10시에 닫으라는 시간에 문을 닫는다. 정부의 방침에 잘 따라야

뒤탈이 나지 않기에 억울하면서도 그대로 따른다. 임대 주인은 착한 임대인이 되어야 한다는 말에 임대료를 내린다.

왜 이래야 하는지 모른 채 말이다. 그건 감염병 유행의 처음부터 끝까지 아는 사람이 없어서이다.

자동차 조립 공장의 컨베이어 벨트 작업장을 상상해 보자. 몇만 개의 미세한 부품을 조합해 빠르고 튼튼한 자동차를 만든다. 그런데, 출고된 자동차에 이상이 있다고 해 보자. 어쩌다 한 대가 아니라 출고된 차 대부분이……. 그렇다면 어느 과정에선가 오류가 있을 것이다. 부품이 약하거나 잘 맞지 않거나. 자신이 맡은 부분은 잘할 수 있지만, 어디선가 잘못되어 있다면 그 차는 도로 위를 달리기 어렵다. 이것을 무시하고 고속도로를 질주한다면 오히려 사고의 위험이 있다.

현미경 검경을 할 때 고배율의 1,000배로 슬라이드를 살펴보기도 하지만, 100배의 저배율로도 원인균을 찾아본다. 고배율로만 확대해서는 일부만 보는 오류가 있을 수 있기 때문이다. 슬라이드 어딘가에 찾으려 하는 세균이 있지만, 못 보고 이상 없다고 결과를 낼 수 있다. 원인균을 찾는 것은 환자의 치료에 결정적인 단서를 제공하게 되고, 그것을 기반으로 적절한 치료를 해야 나을 수 있다.

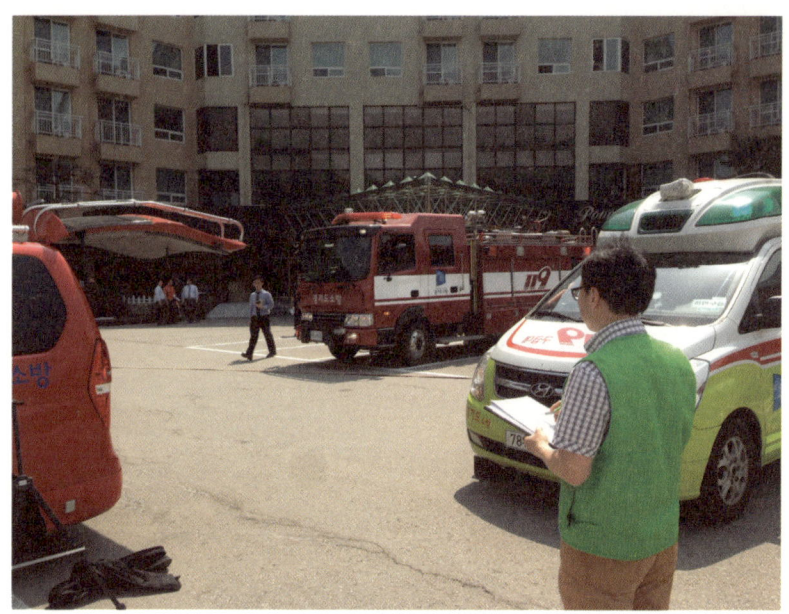

재난 안전 훈련 현장에서

임상병리사로 검사 업무를 하면서 재난대비 업무와 전쟁대비 업무를 함께 맡아서인지 건강, 감염병, 재난, 전쟁이 모두 같은 상황처럼 보인다.

감염병, 재난, 전쟁이 일어나지 않도록 예방을 위한 사전 준비와 훈련이 중요하다.

K-방역이라고 자화자찬할 때가 아니다

적군이 쳐들어온다는데 무기가 없는 상황을 가정해 보자. 일단은 자체적으로 무기를 만들 능력이 있어야 한다. 아니면, 외교적인 능력이 있어서 다른 나라에서 구해 올 수 있어야 한다. 여기저기에서 이런 무기, 저런 무기를 들여오면 작동하기 쉽지 않다.

적군이 쳐들어올까 봐 모두 집에 있으라고 하고, 일찍 귀가하라고 하고, 움직이지 말라고만 한다. 이는 수동적인 대처이다. 적군이 바이러스이고 무기가 백신이라고 생각해 보자.

백신 개발은 평상시에 준비했다가 병원체를 분석하고 이미 걸린 사람의 항원과 항체를 분석해 만들고, 임상 시험을 거쳐야 한다. 백신을 생산하는 회사에 따라 냉장 보관도 있고, 냉동했다가 해동해서 사용하는 백신도 있다. 몇 명에게 나누어 소분해 사용하는 분량도 다르다.

몇십 년 동안 사용한 무기는 수정하고 보완해서 더욱 안전하고 효과는 강력하게 만들 것이다. 그러나 급하게 만든 무기가 어떤 고장을 일으킬지 성능이 어느 정도일지 가늠하기 어렵다. 실전을 겪어 봐야 알기 때문이다.

일이 터지고 나서 부랴부랴 검사 시약만 허가 내주는 정도로 잘했다고 하기에는 부족함이 많다. 마스크를 많이 만들고 거리에 소독약을 많이 뿌린다고 방역을 잘하는 건 아니다. 열 측정과 방명록을 잘 쓴다고 진정한 방역을 잘하는 것도 아니다. 소독약이 추적 미사일처럼 목표물을 따라다니며 잡는 것은 아니다. 2년이 지난 지금까지 했던 방법이 어떤 효과가 있었는지 돌아보는 것도 필요하다. 효과를 생각하지 않고 면피만 받으려 한다면, 대부분 보여 주기식 전시 행정이 될 것이다.

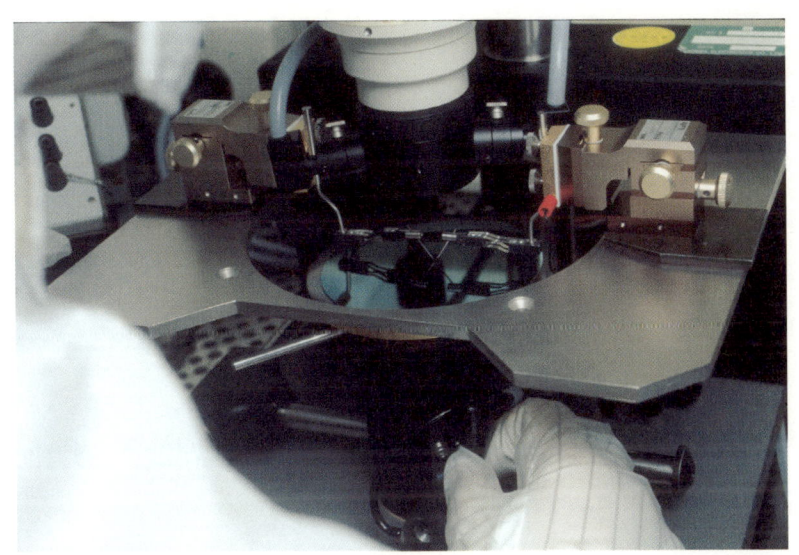

검사장비, 의료 장비, 백신, 치료제….
실제 보건의료 현장에서는 국산을 찾아보기 어렵다.

IMF 외환위기, 세월호 침몰, 코로나19 대유행의 공통점

개인이나 사업체의 부도는 종종 봤었지만, 국가가 부도나리라는 것은 상상도 못 했던 20대 시절을 겪었다.

1997년. 생각지 못했던 외환위기가 일어났다. 88올림픽도 성공적으로 개최하고 90년대 사업도 성장하던 때에 갑자기 나라가 부도날 수도 있다니 믿기지 않았다.

몇 달 전까지 26개월 동안 의무경찰로 군 복무를 하고 나와서 복학하기 전에 몇 달 동안 아르바이트를 해서 등록금을 모을 계획이었지만, 그해 겨울은 유난히 찬 바람이 불고 기업들이 문을 닫고 수많은 사람이 거리에 실업자로 나왔다. 이혼도 늘고 가정이 파탄 나고 부모 자녀 간에도 떨어져 살아야 하는 경우를 쉽게 보았다.

갑작스러운 부채를 막지 못하고 생활고에 자살률이 급증했다. 탄탄하던 회사도 정리해고라는 이유로 실업자를 대거 양산했다.

외환위기 얼마 전까지만 해도 수출이 잘되고, 국가 성장에 문제없이 탄탄하게 돌아간다는 뉴스가 저녁 9시면 어김없이 흘러나왔다. 그래서인지 일반 국민은 거대한 쓰나미가 밀려오고 있다는 것을 상상하지 못했을 것이다.

나는 IMF 외환위기 직전인 95년부터 97년에 의무경찰을 하면 사회의 다양한 모습을 보았다. 평상시에는 보기 쉽지 않은 부분이었다. 가장 큰 것은 시위 대모 집회를 많이 한 것이다. 집회 자체가 문제는 아니다. 민주주의 국가에서 시위 의사 표현은 자유이다. 그러나 시위 현장에는 대부분 폭력적이고 국가를 무너뜨리려는 집단이 많았다.

힘없고 정말로 소리 내야 할 사람들은 보기 어려웠다. 시위를 주도하는 사람들은 대부분 힘 있는 단체나 집단이었다. 임금을 못 받는 일용직이 아니라 이미 수천만 원의 (고액) 연봉을 받는 노동자들이 임금을 더 올려 달라고 뭉쳐서 싸우고 있었다.

대학생들이 하는 데모 현장에는 쇠 파이프와 화염병이 기본이었다. 지성인이라는 대학생들이 거리에 마스크를 쓰고 술 한 잔 마시고 맨 앞에 쇠 파이프를 들고 공격적으로 나와 있었다. 남북문제나 민주주의 문제를 내세울 수도 있다. 이미 민주주의가 되고 남북문제도 풀어 가면 될 것인데 꼭 폭력적으로 해야 하나 싶었다.

쇠 파이프는 끝을 날카롭게 갈아서 잘못 찍히면 몸에 콕 박힐 수 있고, 화염병은 시너에 페인트를 섞어서 근처에서 터지면 피부에 타고 들어가 중증 화상을 입었다. 같은 대학생인데 누구는 휘발유와 쇠 파이프를 휘두르고, 한쪽에서는 한여름에도 파카 같은 두꺼운 진압복에 답답한 헬멧을 쓰고 있었다.

그래도 나라의 발전을 위해서 목소리를 내겠지 하는 마음 겸, 군 복무하는 의무감 중간에 서 있었다. 그러나 막상 학교 안의 학생회장실이나 학생

회실을 가보면 경제학이나 인문학책 대신 이념 서적이나 잘 알 수 없는 책들만이 보였다. 일반 서점에는 보기 어려운 책들이었다.

재개발 현장에서 벌어지는 시위는 대개 이권 다툼이었다. 서로 이익을 더 보려 조합을 만들고 공사가 시작되기 전까지 버티는 사람들과 돈 받고 강제로 철거하려는 사람들의 대립이 있었다. 이런 곳에서는 똥(대변)을 담아 와서 뿌리는 사람들도 있었다. 쇠 구슬을 새총에 끼워서 발사하는 사람도 있고, 드러눕는 사람도 있었다.

모두가 이웃이고 일반 사람들인데, 이렇게까지 하면서 지내야 하나 싶었다. 지방자치제가 1990년대 부활하면서 지역마다 공공기관을 짓기 시작했다. 지방 공공기관, 체육관, 문화회관 등등. 한편으로 보기에는 발전한 것처럼 보이지만, 결국 국민의 예산이 지역마다 들어간 것이었다. 부채를 못 갚았을 수 있지만, 이미 많은 예산이 들어가고 사람들은 더 높은 임금을 요구하며 기업도 무리하게 사업을 확장해, 국가와 기업 개인 모두 무너지게 되었다.

이렇게 문제가 있었지만, 신문이나 뉴스에는 대부분 우리나라가 발전하고 있다고 나왔다. 지금도 그 당시 뉴스를 다시 보기 해 보면 자주 찾을 수 있다.

결국 당시 김영삼 대통령의 정권 말기, 우리나라는 외채를 갚기 어렵다고 발표를 했다. 미리 어렵다고 이야기를 하지 않고, 정권이 끝나갈 때까지 숨기고 있었다. 이미 국가 위기 상태는 기울어 갔는데, 기울어진 다음에 발표한 것이다.

2014년 4월 16일 일어난 세월호 참사도 모두 잊을 수 없는 기억이다. 자동차 사고와 비행기 추락 사고처럼 바다 위의 선박도 사고 날 수 있다. 이미 해상에서 일어나는 재난에 대비해 대부분 지역에서는 재난 훈련을 했었다.

내가 근무한 보건소에는 바다가 없고 강이 있어서 북한강 남이섬 근처 배에서 일어난 사고 시나리오로 훈련을 몇 번 했을 때였다. 사고가 일어난 그 날은 경기도청에서 내려온 재난 관련 공문과 매뉴얼을 보고 있어서, 사고 현장의 뉴스가 더욱더 생생하게 다가왔다.

오전 8시 50분경 침몰 시작해 오전 내내 뉴스에 보도되었다. 온 국민이 실시간으로 소식을 접하고 있었다. 그때까지만 해도 모두 구조되고 살아 있다는 뉴스에 모두 다행이다 싶었다. 그러나 그 뉴스는 잘못된 정보를 전해 주었다. 구조가 안 되고 가라앉고 있었는데, 어느 채널을 보아도 모두 전원 구조라고만 나와 있었다.

지금 코로나19 대유행을 보면 1997년 IMF 외환위기와 세월호 참사 사건과 공통점이 있다. 언론의 발표가 한 가지로만 나오는 것이다. 여러 의견이 있을 수 있고, 사실을 확인하고 보내져야 하는데 정부의 보도 자료를 받아 그대로 송출하거나 다른 언론사에서 보내는 뉴스를 Ctrl + C, Ctrl + V 하는 방식이다. 가끔 기자가 발로 뛰어서 알아보지만, 진짜 정보를 찾기는 쉽지 않다.

요즘에는 개인 방송이 활성화되어, 유튜브 방송이나 개인 블로그에서 정확한 정보를 만나기도 한다. 그나마도 다른 목소리를 내면 노란 딱지의 경고가 붙어 영상이나 글이 삭제되는 경우가 있다.

치사율이 정말 높은지 알아보고, 코로나 사망자가 정말 코로나 때문에 사망했는지, 다른 기저 질환이 있어 이미 예후가 좋지 않았는데 코로나에 걸렸는지, 확진자가 어떤 의미인지 확인해 보고 대중에게 알려야 일반인도 바른 정보를 접할 수 있을 것이다.

자극적인 기사와 혐오스러운 바이러스 포스터는 일반인들의 관심을 받고 더욱 공포감에 젖어 들기 쉽다. 시청률이나 조회 수를 높이기 위해 애쓴 일일 수도 있지만, 사회 안녕 차원에서 더욱 신중하고 정확한 정보를 보낼 필요가 있다.

가끔은 사고나 재난 정보를 잠시 멈추었다가 보내는 경우가 있다. 재난업무 담당자 교육 중에 이런 매뉴얼을 보았는데, 처음에는 의아했다. '사고 소식을 바로 알려야 하지 않나?' 그런데 잠시 생각해 보고 나서 왜 그래야 하는지 이해할 수 있었다. 바로 알리면 도와주려고 일반인과 차량이 한꺼번에 몰릴 수도 있어서이다. 사고가 나면 가장 먼저 통제하는 경찰과 구조할 소방관과 구급대원이 먼저 와야 하기 때문이다.

재난 정보가 실시간 전파되면 어떤 일이 벌어질까? 만에 하나, 일반인과 자가용이 몰려오면 필요한 구조대원의 진입이 어렵다. 또한, 구조된 사람들을 병원에 이송해야 하는데, 구급차가 들어오거나 나가기도 어렵다. 사고 현장 근처가 마비되어 버린다. 결국 병원에 빨리 이송해서 살릴 수 있는 사람도, 구급차에서 이송 중에 숨을 거두는 불상사가 생길 수도 있다.

그래서 매뉴얼에 나온 내용대로 사고 소식 전파를 잠시 지연시키는 것이다. 하지만, 그렇게 몇 시간씩 알리지 말라는 것은 아니다. 대규모 사고 현장에는 공공기관의 인력과 장비만으로는 수습하기 어렵다. 그래서 재난 훈련할 때도 유관기관과 민간 자원까지 모두 동원해서 훈련한다. 공무원 일부만으로 하는 것은 어려운 일이다.

외환위기가 일어나기 전에 우리나라가 어려울 수 있다는 정보를 미리 접할 수 있었다면, 나중에 금 모으기 운동할 때 내놓을 금을 미리 팔아서 막을 수 있고, 배가 가라앉고 있나고 세대보만 알려줬으면 근처 배들과 구조원들이 모여들어서 많은 사람을 살릴 수 있었을 것이다.

감염병이 발생했을 때도 마찬가지이다.

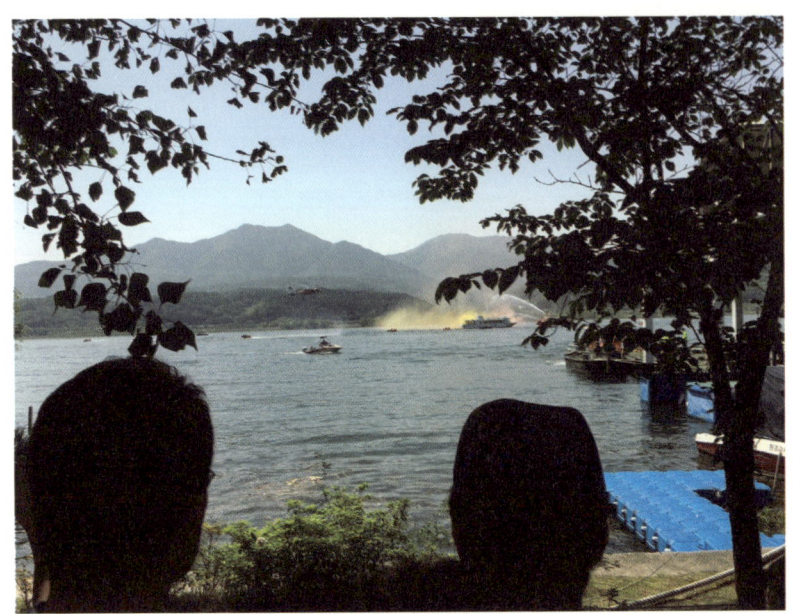

강 위의 선박 재난대비 훈련

1. 외국인과 세월호 이야기를 할 기회가 있었다. 그 외국인은 이 사건이 이해되지 않는다고 했다.

"탈출할 시간이 충분히 있었는데, 왜 승객들은 나오지 않았는지……?"
"안내 방송을 듣고 따를 수도 있지만, 아닐 수도 있다고 생각해 봐야 하지 않나요?"
"자신의 생명을 다른 사람에게 너무 의지한 것은 아닌지……."

하는 이야기를 그는 전했다.

이번 코로나19 사태에도 나오는 이야기가 진짜인지 아닌지, 한 번쯤 생각해 볼 필요가 있지 않을까?

2. 한 해군 직원과 이야기에서 그는 구명조끼가 탈출에 장애가 될 수 있다고 말했다.

객실에 물이 차면 구명조끼의 부력 때문에 탈출이 더욱 어렵다고 한다. 코로나에서는 과도한 방역과 백신에 대한 의존이 개인의 면역력을 약화할 수 있다는 것과 비슷하다.

상황은 누가 어떻게 운영하는가에 따라 달라진다

축구 감독에 따라 경기 결과 달라짐.
히딩크 감독 월드컵 4강까지 감.
어떻게 운영하는가가 중요.
반대로 쉽게 갈 수 있는 상황을 어렵게 만들기도 한다.

   IMF 외환위기, 세월호 참사, 대구 지하철 참사, 코로나19 감염병 대유행은 모두 큰 사고로 이어졌다. 더 크게 확산하기 전에 막을 수도 있었지만, 지도부와 선장 기관사 직원들만 빠져나가고 아무런 죄도 없는 국민과 승객은 말없이 생명을 잃었다.

   외환위기 때 청와대와 고위 공무원들은 그 사실을 알고 있었을 것이다. 그러나 미리 대비하지 않았다. 그들은 큰 손해를 입지 않았다. 거리에 내몰리지도 않고 재직 기간과 임기만 채우고 나왔다. 일부러 국가를 위기에 내몬 것은 아니지만, 운영을 제대로 하지 못했다.

   세월호 선장과 승무원들도 일부러 사고를 내진 않았을 것이다. 그러나 사고 후 대처하지 못했다. 선장과 승무원만 살기 위해 먼저 탈출했다. 승객들은 안전한 객실 안에 기다리라고 내버려 두었다. 결국, 선장은 팬티 바람으로 목숨은 살았지만, 대부분 학생은 안내 방송과 선생님의 지시에 따라 객실 내에 있다가 구조되지 못했다. 자유로이 이동했던 일반인과 학생 중 갑판 위에 나온 일부만이 살아남았다. 승객을 탈출시키고 자신은 여객선과 운명을 함께한 100년 전 타이타닉의 선장과는 차이가 크다.

이번 코로나19도 상황은 마찬가지이다. 이미 중국 우한에서 몇 달 전에 발생해 혼란에 빠지고 사상자가 있었지만, 강 건너 불 보듯이 했다. 발생 지역에서 유입되는 항공편이라도 차단해야 했지만, 국내 발생 후에도 항공편은 자유로이 다녔다. 구멍 난 배를 막지 못한 것이다.

확진자가 급격히 늘고 사망자가 발생해도 경제를 생각해서 대통령이 괜찮을 거라고 하는 뉴스가 나왔다. 당시 마스크는 중국에 밀수로 빠져나가고 우리나라 국민은 마스크를 구하러 긴긴 줄을 서서 5부제로 배급받듯이 마스크를 2장씩 구매했다.

검사 양성자가 중증 환자가 아닌데, 양성이면 확진자라고 하면서 낙인을 찍었다. 주변 사람들에게 죄인이 된 것이다. 온 나라가 온도계를 들고 발열 체크하고, 개인정보로 방명록을 작성하고, CCTV와 카드 명세에 동선이 추적되고, 소독약을 하루에도 몇 번씩 접해야 하는 상황이다. 그리고는 지원금을 내주면 되는 듯이 한다. 임기만 끝나면 손해 없고, 어려운 시기에 잘 극복했다며 자화자찬에 조용히 있으면 끝이다.

전쟁이 나서도 아니고, 대지진이 일어난 것도 아니다. 자연재해가 아니라 대비와 대응을 제대로 하지 못한 인재이다.

여기에 비추어 보면 이번 코로나19는 재난이 되었다. 재난이 되어서 재난지원금이 나온다. 코로나바이러스가 직접적으로 막대한 피해를 준 것이 아니다. 판단 미숙 그리고 정확한 정보의 부재로 인한 인재이다.

우리나라 국민은 국가의 말을 잘 듣고 단결도 잘한다. 마스크 쓰기나 백신접종을 보면 외국에는 반대 시위도 많이 하고 개인의 자유에 따라 개인적으로 선택한다. 그러나 우리나라는 마스크를 대부분 착용하고, 백신도 예약하면서 몇 주의 시간을 기다리며 맞는다.

우리나라의 민족성이 감염병 대처에도 적극적으로 발휘되었다. 외환위기로 나라가 어려울 때는 집 안에 있는 금붙이와 달러를 들고 나와 금 모으기 외화 모으기 운동을 했다. 태안 기름 유출 사고가 났을 때는 전국에서 달려와 수건으로 검게 뒤덮은 석유 덩어리를 제거했다.

안타깝게도 지하철에서 불이 났는데, 기관사가 마스터키를 뽑아 혼자만 달아나 200여 명의 승객이 사망, 실종되었다. 배가 가라앉는데, "안전한 객실에서 기다리라"라는 말에 나올 시간이 충분했는데도 300여 명이 바다에 가라앉았다.

코로나 대유행에도 국가의 지시에 잘 따랐다. 대부분이 의료 분야에서 사용하던 마스크를 매일 빠짐없이 착용하고, 손 씻기를 생활화하고, 가게에 매출이 줄어들더라도 거리두기를 한다며 2인이나 4인까지만 손님을 받았다. 9시나 10시면 문을 닫고 손님들은 집에 귀가했다.

알고 보면 100명 검사할 때 1~2명이 양성이고, 양성자 10,000명 중에 몇 명이 사망하는 정도이다. 20세 이하는 코로나로 인해 사망한 사망자는 없고, 20대와 30대는 1년에 10명이 되지 않는다. 나이가 듦에 따라 사망자가 늘어난다. 코로나가 아니더라도 사망자 추이는 비슷하다. 사망자 중에도 기저 질환자를 빼면 오직 코로나로 인해 사망한 사례는 찾아보기 어렵다.

그런데도 TV를 켜면 온종일 코로나19 뉴스 특보가 나오고, 정부는 2년이 넘도록 2주간 거리두기 인원 제한을 연장한다. 사람들은 마스크 착용으로 신선한 공기를 마시거나 호흡하기에도 불편을 겪고, 보고 싶은 사람도 마음대로 만나기가 어렵다.

조직을 잘 못 이끌어가서 상황이 커진 상황이 있는가 하면, 조직을 잘 이끌어 예상치 못하게 더욱 빛나게 했던 사례가 있다. 바로 2002년 한일월드컵 경기에서 우리나라가 4강에 든 것이다.

고작 축구 경기라고 생각될 수 있지만, 불가능을 가능하게 한 일이다. 똑같은 우리나라 대표 선수를 누가 이끄는가에 따라 16강까지만 가냐, 4강까지 가냐가 달라진 것이다. 당시 히딩크 감독의 지도력은 온 국민이 체감했다.

벌써 20여 년이 지나 옛날 일 같지만, 같은 인력과 자원을 가지고 어떻게 운영하는가가 하늘과 땅 차이로 벌어진 것이다. 대한민국도 마찬가지이다. 부처의 공공기관과 전문가 의견을 참고하여 지혜로운 리더십을 발휘한다면, 상점이 문을 닫고 국민의 건강이 이렇게 낮아지지 않았을 것이다.

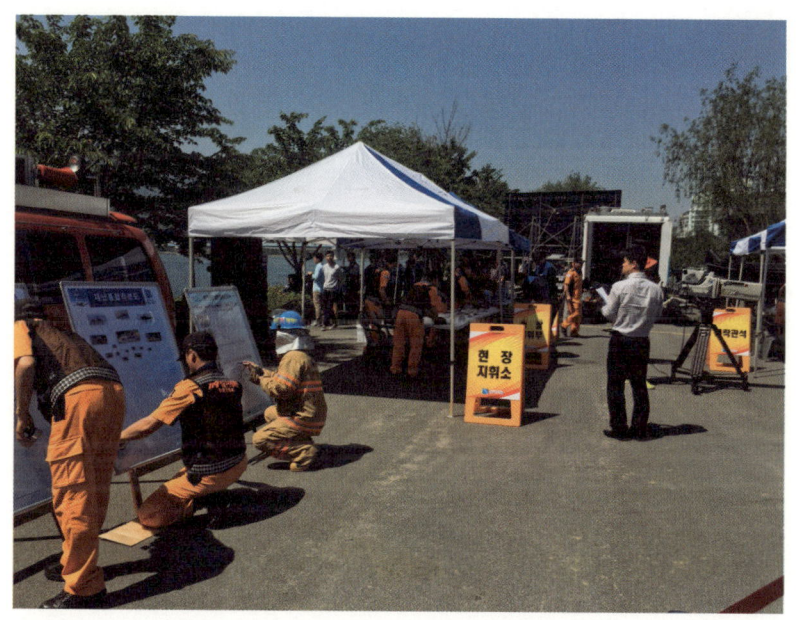

한정된 자원과 제한된 시간 속에서는 현장을 어떻게 지휘하느냐에 따라 사상자 발생에 큰 차이가 난다. 감염병 대유행에도 마찬가지이다.

감염병에서 가장 중요한 것은······
민주주의의 꽃, 선거(Ⅰ)

선거는 배의 선장을 뽑는 것이다.
배에서는 어렵지만, 현실의 우리나라에서는 가능하다.
이번 코로나19 감염병을 유심히 분석해 보면서
정치가 중요하다는 것을 알게 되었다.
일개 공무원이 세상을 움직이기는 어렵다.
국민의 뜻으로 뽑은 대통령, 국회의원, 지자체장, 시군구 의원이
움직일 수 있는 권력을 가지고 있다.
그 선택은 국민이 한다.
대형종합병원 운영과 비슷하다.

국립경찰병원에 근무할 때였다. 추운 겨울 연말 즈음이었는데, 대통령 영부인이 온다는 이야기가 있었다. 며칠 전부터 위험물이나 테러 방지를 위해 병원 내부의 천장과 벽을 인테리어 하듯이 뜯어 확인하고, 근처의 공원을 수색했다. 대통령과 같은 급의 분이라 그러한 듯했다.

영화 '007'이나 '미션 임파서블'의 한 장면처럼 엘리베이터에는 의사 가운을 입고 다니는 경호원도 있었다. 철통 같은 경호를 하며 영부인은 병원에

입원한 경찰 직원과 의무경찰, 일반 환자, 직원들을 만나고 가셨다. 처음 보는 광경에 '높은 분이 여기까지 왔다가 가시는구나!' 하는 훈훈한 마음이 전해졌다. 영부인이 와서 둘러만 봐도 입원한 환자분들도 회복하는 데에 도움이 된 듯했다.

대통령 한 분이 전국의 여러 곳을 다니기는 어려울 것이다. 몸은 하나인데 동시에 다른 곳을 갈 수는 없기 때문이다. 하루 24시간은 똑같이 주어지기에 더 둘러보고 국민을 살피기에 시간이 부족하고 아쉬울 것이다.

대통령 혼자는 5천만 국민의 여러 사안을 살피기 어려울 것이다.
청와대와 고위 공직자는 대통령이 임명한다. 다양한 전문가가 있겠지만, 영부인은 복지 분야의 어려운 사람들에게 귀를 기울이고, 아들은 청년들과 실물 경제의 사업하는 사람들의 목소리를 듣고, 딸은 아이들 양육과 백년대계 교육 분야에서 들을 수 있는 현장의 살아 있는 목소리를 생생하게 들려주면 더욱 발전하는 나라가 될 듯하다. 손자 손녀들을 보면서는 살아갈 다음 세대를 생각하고, 우리나라의 장기적인 계획을 돌아본다면 좋을 것이다.

자녀까지 공인이며, 비공식적인 대통령이다. 자녀가 자신의 이야기를 하듯 부모에게 전하면 대통령이나 영부인도 더욱 실감한다. 그냥 아는 사람이 전하는 것과 다르다. 적군이 쏘는 미사일을 막으려고 헬기를 타고 있는 용기는 없더라도, 나라를 이끄는 아버지에게 현재 상황을 가장 정확하게 알리는 뼈 있는 말 한마디를 할 수 있어야 한다.

대통령뿐만 아니라 국회의원, 시군구청장, 지자체 의원도 마찬가지이다. 모두가 공인이다.

어느 장관의 딸이 고등학교 의학 논문 제1 저자로 등록되었다가 취소되는 일이 있었다. 온 국민이 보는 TV에서 자신의 딸은 논문을 쓴 것이 맞는다고 당당하게 이야기했지만, 현실적으로 채혈 한 번 하지도 않은 영어 공부를 하는 문과 외국어 고등학생이 의학 논문을 쓴다는 것은 있기 어려운 일이다. 그것도 단순 참가가 아닌 그 논문을 주도한 논문의 제1 저자라는 것은 의사 면허가 있고 박사 과정까지 밟은 사람도 논문 쓰기가 쉽지 않은 상황에…….

의사협회에서도 나중에 논문 취소가 되고, 대법원에서도 실제 논문 작성에 기여하지 않은 것으로 인정했다. 이에 따라 의학전문대학원의 입학 취소가 진행 중이다.

그냥 일부 입시 사례라면 모르고 지나갔었겠지만, 대통령이 믿고 지지하던 충신이 장관 후보에 오르고, 청문회와 자청한 기자회견에서 이목을 받아 더욱 관심을 받고 결국 허위로 밝혀졌다. 이후 그를 지지했던 사람들도 허무함과 실망감을 느끼게 되었다.

내가 찍은 선거 투표 용지가 국민의 대표를 뽑고, 국민의 힘을 입은 대통령이 보건복지부 장관과 질병관리청장을 임명한다고 생각해야 한다. 대통령이 임명한 장관과 질병관리청장이 감염병 대처를 어떻게 할지를 모색하고 진행해 간다. 결국 지금의 감염병 대응 방식은 우리가 선택한 한 표에서 시작한 것이다.

세월호 같은 배의 선장을 우리가 선택하고 배를 타기는 어렵다. 그러나 '대한민국호'라는 배는 선장과 항해사를 뽑을 수가 있다. 1등 기관사와 1등 항해사까지 우리가 선택할 수 있는 것이다.

세월호 때 승객 중에 부모가 국회의원이거나 장관인 사람 한 명만 있어도 살아남았을 거라 하는 이야기는 사람들이 그냥 한 이야기는 아니다.

실제로 힘 있는 부모가 있었다면 어땠을까? 국회의원이나 장관 같은 분이 위에서 한마디 하면 바로 명령 하달이 되었을 것이다. 항원이 들어오면 우리 몸의 면역 체계가 작동하면서 항체가 몰려가듯이, 있는 장비와 인력을 총동원해서 구하려 힘썼을 것이다.

감염병 유행이 일어났다고 모든 지도자가 통제하고 오래 끌지는 않았다. 대통령은 모두 가까운 사람을 높은 자리에 임명하고, 임명한 그 측근 나름의 의견을 듣고, 최종 결정을 한다. 별거 아닌 것으로 사람들을 구속할지, 진짜 감염병이 왔을 때 막아 낼지는 우리가 낸 한 표에서 시작해 대통령을 거쳐 우리 현실 상황에 적용되는 것이다.

투표하는 날 새벽부터 투표소 근무나 밤에 개표소 근무를 할 때가 있다. 그날은 종일 선거 투표 용지를 보며 여러 생각을 해 본다. 선거를 보면 태평양 건너에 있는 나비 한 마리의 작은 날갯짓이 지구 반대쪽에서 거대한 태풍이 된 것과 비슷하다.

대통령이나 장관, 국회의원이 임기를 마치고 다양한 사회 활동이 필요하다. 퇴임 후에도 국민을 위해 다양한 곳을 찾아가 둘러보면 할 일이 많다. 외국 대통령들의 행보를 보면 집을 짓는 봉사활동을 하거나 유익한 사회단체와 함께 활동하는 모습을 본다. 어느 특정 정당에 속해 한쪽에 이익만 보기보다 많은 사람에게 선한 영향을 주면서 존경받는 리더가 늘어났으면 하는 바람이다.

감염병 검사를 해서 확진자를 가려내고, 거리두기와 마스크 쓰기를 하는 것보다 가장 중요한 것은 재난 상황의 책임자로 누구를 선택하느냐이다.

4년 5년마다 기존 정책을 갈아엎고 새로 시작한다면 새살이 돋아나 정착하기 쉽지 않다. 새살이 돋아나고 잘 아물 수 있도록 신중하게 시작하고 펼치자.
기존의 정책을 갈아엎고 새로이 자신의 이름을 올리기보다는, 기존의 정책을 수정 보완하는 것이 필요하다.

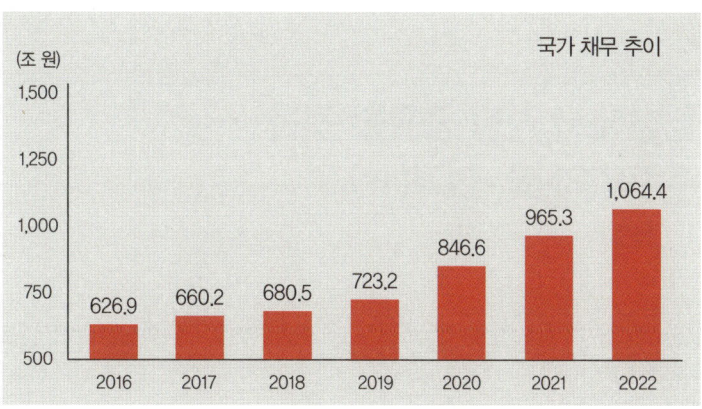

단위: 조 원

		2016	2017	2018	2019	2020	2021	2022
국가 채무(1+2)		626.9	660.2	680.5	723.2	846.6	965.3	1,064.4
(GDP대비, %)		36.0	36.0	35.9	37.6	43.8	47.3	50.0
중앙 정부	계(1)	591.9	627.4	651.8	699.0	819.2	937.8	1,033.3
	국채	587.5	623.3	648.4	696.3	815.2	935.5	1,031.3
	차입금	3.9	3.8	3.2	2.6	3.3	2.3	2.0
	국고채무 부담행위	0.5	0.2	0.2	0.1	0.7	0.1	0.1
지방정부 순채무	계(2)	35.0	32.8	28.7	24.2	27.5	27.5	31.1
적자성 채무	계(1)	359.9	374.8	379.2	407.6	512.7	609.3	682.1
	일반회계 적자보전	271.3	289.6	300.4	334.7	437.5	538.9	612.6
	공적자금 국채전환 등	88.6	85.1	78.8	72.9	75.2	70.4	69.5
금융성 채무	계(2)	267.0	285.4	301.3	315.6	333.9	356.0	382.3
	외환시장 안정용	209.8	222.3	234.9	247.2	256.4	263.5	270.6
	서민주거 안정용 등	57.2	63.1	66.4	68.5	77.5	92.5	111.7

출처: 통계청 e-나라지표
https://www.index.go.kr/potal/main/EachDtlPageDetail.do?idx_cd=1106

늘어나는 국가 부채. 누군가는 갚아야 할 비용이다. 어쩌면 우리의 다음 세대 자녀들의 몫이 될 수 있다. 1997년 IMF 외환위기를 생각해 보자.

감염병에서 가장 중요한 것은……
민주주의의 꽃, 선거(II)

"감염병 관리에서 가장 중요한 것은 무엇일까?"

보건소에서 감염병 관련 업무를 하면서 수많은 고민을 했다. 방역을 한다는 명목으로 소독약을 뿌리는 것이 자연을 해치는 것이라는 것을 알고부터는 더욱 그랬다. 효율적이고 사람들에게 이로운 방법에 대해 많은 생각을 하게 되었다.

처음에는 개인의 위생과 생활 습관에 관심을 가졌다. 임상병리사로서 검사실에서 미생물 검사를 더욱 정확히 하면서 병원균을 하나라도 더 찾아내는 것에 온 힘을 다했다. 보건교육사 공부를 하고 보건 교육으로 예방을 할 수 있는 교육도 했다. 미시적인 방법이었다.

작은 것부터 하는 것도 필요하지만, 거시적인 안목으로 보는 것도 중요하다. 큰 흐름을 읽는 것이다. 대부분은 국가정책에 따라 흘러가게 되어 있다. 이것이 주류이다.

개인이나 단체에서 많은 것을 바꾸기는 어렵다. 결국 국가 권력에 의해 많이 좌지우지되는 것이다. 막대한 예산을 어디에 어떻게 들이느냐가 관건이다.

하지 않아도 될 일을 하게 되고, 때론 해야 할 일을 하지 않는 경우가 있다. 권력자의 판단에 맞추어 가게 되어 있다.

일개 공무원이 빙역차로 실충제를 뿌리는 것이 나쁘다고 생각 들어서 하지 않을 수는 없다. 상부의 명령에 따라 해야 한다. 예산이 내려오면 거기에 맞추어서 예산을 집행해야 한다. 은행 창구의 직원이 시중 금리를 높이고 내리고 할 수 없는 것과 같다.

타고 다니는 배의 선장은 우리가 마음대로 선택할 수는 없다. 하지만 대한민국은 자유주의 민주국가이다. 선거를 통해 대통령과 국회의원, 시군구 지자체장과 지역 의원을 뽑을 수 있다. '대한민국호'라는 배의 선장과 기관사는 선택할 수 있다.

많은 항해 경험과 판단력이 있는 사람을 뽑아야 한다. 자리만 차지하고 있으면 배가 잘 가고 있는지 연료는 도착할 때까지 사용할 수 있는지 보장하기 어렵다. 승객이 목적지에 안전하게 도착할지 모르는 일이 된다.

일자리 창출한다고 공무원 일자리만 늘리는 것으로는 해결이 안 된다. 오히려 인건비로 국가 세금이 많이 들어가서 재정에 어려움이 온다. 지금도 공무원 수가 많은데 더 늘릴 필요가 있는지 신중하게 생각해 보아야 한다. 그런데도, 늘 공공 일자리만 늘리려 한다. 그건 일자리를 늘리기 가장 쉽기 때문이다.

경제가 원활히 돌아가면 일자리는 자연적으로 늘어나고 소비도 늘어나 경제가 더욱 살아난다. 혈액 순환이 더욱 잘 되는 것이다.

경제는 어려운데 공공 일자리만 늘리면 일시적으로 월급 받는 사람들이 늘어 경제가 살아난 듯하지만, 일시적인 착시 현상으로 곧 다시 하향한다. 공무원이 늘수록 관리하는 인력도 더 필요하고 유지비가 많이 든다. 결국, 효율성은 떨어진다.

효율성이 없는데 일부러 효율성을 높이는 것과 같다. 운동해서 혈액 순환이 잘 되게 하면 좋은데, 심폐소생술이나 전기 충격기로 자극을 주는 것과 같다. 정말 필요한 때에 사용하면 요긴하지만, 일상적으로 사용하면 오래가기 어렵다. 필요 이상으로 사용하면 몸에 더 무리가 간다.

예산의 사용도 신중해야 한다. 꼭 필요한 곳에 적절하게 사용해야 효과가 있다. 마구 뿌려대듯이 하면 역효과가 난다. 어려운 사람에게 적절하게 일어날 정도로 사용하면 좋지만, 자칫 공짜 돈이 들어오는 것으로 쉽게 생각할 수 있다. 쉽게 번 돈은 쉽게 나가기 마련이다. 정부 지원금이 모두 유익한 곳에 사용되지는 않는다. 받은 지원금이 술값으로 사용되는 경우도 있다. 이거 써도 또 나오겠지, 매달 나오니까 하는 생각이 들 수도 있다.

수입이 얼마 이상 있으면 정부 지원금이 나오지 않는다. 그래서 일부러 일하지 않는 사람도 있다. 일하고 성취감과 만족감을 느낄 수도 있지만, 수입이 있으면 지원금이 나오지 않으니까 일부러 일을 하지 않는다. 그리고는 지원금을 받는다. 도덕적 해이(moral hazard)가 일어나는 것이다. 중복으로 받는 사람도 있어서, 요즘에는 전산에서 확인하고 준다. 약을 여기저기에서 처방받아 중복되지 않게 하는 것과 같다.

　창업 지원금도 요긴하게 잘 사용되면 좋지만, 자칫 쉽게 사용되기도 한다. 몇백만 원의 지원금을 받아 사용한다. 공짜 같은 느낌이 들 수 있다.
　창업 지원금을 받아 잘되어 다시 갚아야 효과가 좋다. 그래야 책임감을 느끼고 사용하기도 하고, 이후 되돌려 준 돈으로 다른 사람을 다시 지원할 수 있다. 지원을 받아 살뇌었다년 고마운 마음에 받았년 사금보나 너 낼 수도 있다. 그러면 점점 더 기금이 커지는 것이다. 더욱더 많은 사람에게 혜택이 간다. 마중물이 불어나는 것이다.

　공공 일자리도 마찬가지이다. 코로나 대유행으로 공항에 비행기가 뜨지를 않는데, 인천공항의 인력을 늘리는 것은 감염병 한파로 어려움을 겪고 있는 일반인이 보기에 이해하기 어려운 현상이다. 공무원과 공공 일자리만 일부러 늘리는 듯하다.

　취업 통계를 조금이라도 올려서 인기를 올리려는 듯이 보일 수 있다. 공공 일자리는 취업 통계에 넣지 않고 통계를 내 봐야 정확히 얼마나 일자리가 늘었는지 줄었는지 알 수 있다.

　몇 년 전 전국의 보건소마다 치매센터가 생겼다. 보건소를 증축하거나 새로 건물을 하나씩 지어서 몇 명의 직원을 뽑았다. 전국으로 보면 어마어마한 인원이다. 치매가 질환이기도 하지만 자연적인 생리적 현상이다. 여기에 이렇게 큰 비용과 인력을 넣을 필요가 있을까 싶었다. 더 적은 예산으로 기존의 민간 복지시설과 공공기관의 인력으로도 할 수 있는데, 치매센터라고 건물을 짓고 간판을 걸어야 하는 것은 보여 주기식 행정이 크다.

치매가 있는 분에게는 치료가 필요하기도 하다. 하지만 이렇게까지 하는 것은 너무 과한 것 아닌가 하는 생각이 들 정도이다. 치매 검사를 하면 치매 환자가 늘고 더 많은 약을 먹게 된다. 누군가는 일하고 이용하지만, 누군가는 이익을 본다. 여기에 예산도 크게 들어간다.

감염병 유행에도 부족한 인력을 보충하려고 인력을 뽑아 채용한다. 다른 부서의 인원을 활용해 운영해 갈 수도 있지만, 이참에 인원을 더 늘리려는 것처럼 평상시보다 대규모로 늘린다. 이미 메르스 이후에도 한 번 늘렸지만, 이보다 더 크게 늘렸다. 마치 일자리 창출을 실현하는 듯이.

말단 공무원은 아무리 잘해 보려 해도 한계가 있다. 정책을 결정하는 데에는 대통령과 국회의원, 지자체장의 의견이 크게 작용한다. 이분들은 국민이 선택하고 뽑은 사람들이다. 국민에게 나온 권력이기 때문에 일반 공무원은 그렇게 따를 수밖에 없다.

선거 때 상황을 잘 헤쳐나갈 수 있는 리더를 잘 뽑자. 감염병 대처에도 누가 운영하느냐에 따라 결과가 달라진다. 대통령의 말 한마디에 모두 움직이고, 질병관리청장을 임명하고 장관을 임명한다. 그분들이 이끌어 가는 것이다. 이분들을 위임한 사람은 국민이다. 우리가 선택한 것이다.

감염병에 빠르게 대처할 것인지, 별거 아닌 감염병에 막대한 예산을 들이면서 사람들을 꼼짝 못 하게 하는지는 국민이 뽑은 운영자가 결정한다. 10년 넘게 감염병 관련 업무를 하면서 가장 중요한 한 가지를 꼽으라면 '선거'를 이야기하는 이유이다.

■
에필로그

어느새 코로나19 대유행이 시작된 지 2년이 지났다. 한두 달이면 잠잠해 지겠지 했으나, 2년이 지난 지금 오히려 뉴스에서는 양성자가 2만 명, 3만 명이 넘는다고 보도되고 있다. 지금까지 의학은 꾸준히 발달하고 기술 또한 발전했으나 진압은 힘들었고, 병원균에 대한 두려움은 쉽사리 가시지 않았다. 어쩌면 몸 안에 파악할 수 없는 무언가가 침입한다는 것에 대한 공포심은 우리 인간이 가진 본능인지도 모른다. 모르고 지나가면 감기로 지나갈 일을, 오히려 세세하게 들여다보고 민감하게 생각해서 일이 커진 건 아닌지 돌아볼 때가 왔다.

몇 달 동안 이 책을 낼지 말지 고민을 많이 했다. 원고는 1년 전부터 작업하기 시작했고, 지난해 여름 8월에 초고를 완성했음에도 불구하고 많이 망설였다. 6개월 동안 쓰고, 6개월을 기다렸다. '국가와 각 기관에서 감염병 대응을 위해 최선을 다해 잘하고 있는데, 내가 괜한 이야기 하는 건 아닌지……' 싶은 생각이 들어서였다.

코로나 방역이 잘못되어 있다는 이야기는 이 분야의 전문가인 의료계에서 이미 나왔고, 이 분야에 관해 국민의 궁금증을 해소하려는 책도 여러 권 출간되었다. SNS와 유튜브에서도 다양한 의견을 내세우는 여러 개인 콘텐

츠가 쏟아졌다. 그런데 정규 방송에서 이런 내용을 보기는 어려웠다. 대부분의 사람도 쏟아지는 정보의 홍수 속에서 무엇이 바른 정보인지 구별해 내기란 쉽지 않은 상황이었다.

'감염병 유행이 일찍 마무리되었으면' 하는 마음이 컸다. 지금의 코로나 유행이 일찍 끝나서 이 책을 꼭 내야 할 필요가 없어졌으면 싶었다. 하지만 백신이 나오고 접종률이 높아졌음에도, 사회는 여전히 혼란스럽고 어떻게 해야 할지 모르고 있었다. '양성자가 곧 환자이진 않다'는 것을 아는 시민도 있지만, 모든 것을 위험 대상으로 여기고 타인 만나기를 두려워하는 사람도 있다.

2차, 3차 백신 접종에 이어 4차 접종 준비를 하고 있고, 사망자가 극히 드문 유아 청소년까지 백신 접종을 진행하고 백신 패스를 시작한다. 이에 가만히 지켜보기만은 어려웠다. 혈액 검사와 미생물 검사, 감염병 업무를 했던 보건소 검사실 직원으로서 그냥 지나갈 일이 아니었다.

'시민들이 코로나19 방역에 관한 용어를 바로 알고, 병원균에 맞는 적정한 조치를 안내했다면 사태는 조금이라도 더 빠르게 진정될 수 있었을 텐데.' 모두가 함께 공감하며 한마음으로 참여하기엔 무리가 있었던 방역 조치로 인해 자영업자와 국민이 받는 불편과 손해, 그리고 불안감이 컸다.

눈앞에 불이 번지고 있는데, 그냥 지나칠 사람이 얼마나 있을까? 옆에 있는 작은 소화기로나마 큰불을 꺼 보자는 심정으로 원고를 써 나갔다. 감염병에 나라를 빼앗긴 상황에서 '나의 소신이 누군가에게라도 도움이 될 수 있다면……' 하는 마음으로 한 페이지 한 페이지 채워 나갔다.

이제는 마스크를 벗고 신선한 공기를 마시며, 자연을 누렸으면 한다. 너무 불안하게만 여기지 말고, 백신 접종도 필요에 따라 사용하도록 충분히 고려해 보자. 소독약도 최소한으로 적절하게 사용하자.

본문에서 소개한 소설 『눈먼 자들의 도시』에 나왔던 내용처럼, 감염병은 사라질 것이다. 언제 그랬냐는 듯이 우리는 코로나19 대응 기간 동안 느낀 갈증을 해소해 나갈 것이다. 다시 얼굴을 맞대고, 접촉하고, 또렷한 음성을 들을 것이다. 그동안 보았던 영상 수업이나 화상 회의가 아닌 실제 인간과 인간의 만남을 이룰 것이다.

중요한 것은, 감염병 대유행을 겪는 동안 우리가 무엇을 잘해 왔고, 무엇을 간과했는지 살펴보는 것이다. 일종의 오답 노트인 셈이다. 지난번에 했던 방식이 익숙하다고 그 잘못된 방식을 계속 사용한다면 다음에도 같은 실수가 반복될 것이다.

감염병이라 할 만한 병원균인가?
양성 결과가 나왔다고 진짜 확진자인가?
확진자가 중증이나 사망에 이를 정도인가?
기저 질환이 아니라 실제 순수 감염병 원인균으로 사망한 경우는 얼마나 있는가?
가게와 건물 입구의 발열 체크, QR코드, 방명록에서 찾은 중증자나 사망자가 있는가?
방역을 목적으로 뿌린 소독약이 얼마나 효과가 있었는가?
개인정보와 인권을 침해하는 무리한 방향으로 방역 조치가 이루어지지는 않았는가?

들어간 인력과 예산은 얼마나 되었는가?
'비용 대비 효과'를 생각해 보았는가?
누구에게 자문을 구했고, 그러한 자문을 통해 만든 정책은 어떤 효과가 있었는가?
특정 단체나 일부 분야만이 이익을 본 것은 아닌가?
백신의 효과가 얼마나 있었는가?
마스크를 오래 쓰고 있는 것이 도움이 되었는가?
방역한다는 이유로 환경을 해치고 있지는 않았는가?
감염원에 관한 정보는 어디에서 나왔는가?

자영업이나 사업을 했던 이들은 일상이 망가질 정도의 막대한 경제적 손실을 겪었다. 이미 많은 식당과 가게가 문을 닫았다. 아이들이 재미있게 다니던 키즈카페도, 저렴한 금액으로 따뜻한 음식을 즐길 수 있었던 백반집도 문을 닫았다.

백신을 접종하는 데엔 많은 양의 의료 폐기물이 나왔다. 지구는 우리 인간만이 사는 곳이 아니다. 동물, 식물, 우리 눈에 보이지 않는 바이러스와 세균까지…… 모두가 모여 지구라는 하나의 행성을 이룬다.

우리에게 충분한 시간과 전문가의 자문이 있었음에도 사태가 계속 확산되고 악화되었다면, 이 문제의 시발점이 어디에 있는지 반드시 되짚어 봐야 하고, 그러기 위해 많은 질문을 던져 봐야 한다.

감염병에도 토머스 쿤(Thomas Kuhn)이 이야기한 패러다임의 전환(paradigm shift, radical theory change)이 필요하다. 무차별적으로 소독약을 뿌리는 방역보다 자연적인 면역력 획득을 할 수는 없는지 생각해 볼 필요가 있다. 이제는 지구 환경의 중요성을 다시 생각하고, 다양한 바이러스와의 만남으로 건강하게 면역력을 높일 수 있어야 한다.

재난이나 전쟁이 끝나면 국가는 사회 복구 단계에 돌입한다. 다친 상처를 아물게 하듯, 우리는 모든 일상을 복구할 것이다.

확진자라는 낙인에 사람들에게 받았던 상처, 자가격리를 시행하며 사회와 단절된 동안 느낀 답답함, 마스크를 쓰지 않았다는 이유로 바이러스를 배출하는 전파자라고 받은 오해, 백신 미접종으로 식당조차 가지 못하며 느낀 서러움, 멀어진 사람 간의 거리에 느낀 고립감 등을 이제는 회복해야 할 때이다.

이 책을 낼 수 있게 용기를 주고 격려를 해 주신 모든 분에게 감사의 말을 전한다.

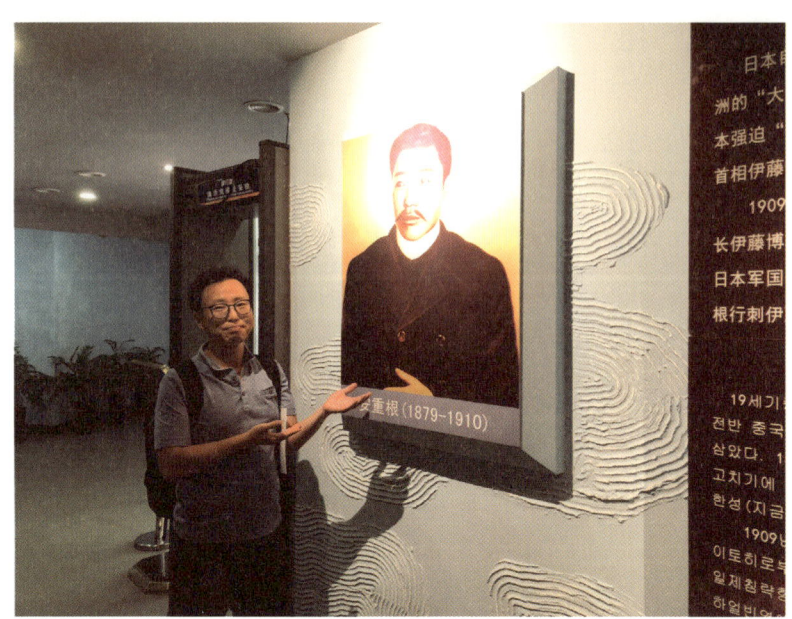

하얼빈 안중근 의사 기념관에서

'역사를 잊은 민족에게 미래는 없다'는 명언이 있듯이,
지금까지의 감염병 대유행에서
어떤 대처를 했는지 돌아보아야
다음 대유행을 준비할 수 있다.